"十三五"规划教材(供临床、预防、护理、口腔、医学技术等专业使用)
山东省高水平应用型建设专业教材

预防医学本科实验教程

主　编：安　康　刘素华　张吉甜
副主编：王　强　杨晓倩　孙　洁　李元成　张　乐
主　审：李　栋　高希宝

山东大学出版社

图书在版编目(CIP)数据

预防医学本科实验教程/安康,刘素华,张吉甜主编.
—济南:山东大学出版社,2019.7
ISBN 978-7-5607-6104-6

Ⅰ.①预… Ⅱ.①安… ②刘… ③张… Ⅲ.①预防医
学－高等学校－教材 Ⅳ.①R1

中国版本图书馆 CIP 数据核字(2019)第 149649 号

责任编辑:李昭辉
封面设计:张　荔

出版发行:山东大学出版社
　　　　　社　　　址　山东省济南市山大南路 20 号
　　　　　邮　　　编　250100
　　　　　电　　　话　市场部(0531)88363008
经　　　销:新华书店
印　　　刷:山东和平商务有限公司
规　　　格:787 毫米×1092 毫米　1/16
　　　　　　9 印张　162 千字
版　　　次:2019 年 7 月第 1 版
印　　　次:2019 年 7 月第 1 次印刷
定　　　价:32.00 元

《预防医学本科实验教程》编委会

前　言

　　《预防医学本科实验教程》是全国高等院校医学类规划课程《预防医学》的配套实验教材,在教材编写过程中贯彻了"三基"(基本理论、基本知识与基础技能),体现了"五性"(思想性、科学性、先进性、启发性与适应性)。本教材既可作为临床医学、预防医学、护理学、口腔医学、医学影像学、卫生管理学以及医学技术类专业《预防医学》课程的实验教材使用,也可作为预防医学本科学生的《流行病学》《卫生统计学》《环境卫生学》《营养与食品卫生学》《职业卫生学》等课程的实验教材使用。本教材在力争结合预防医学理论的同时,尽可能贴近一线工作与日常生活,在教材编写人员的选择上,编委除了医学院校的教师外,还积极吸纳了一些医院的一线临床医师、疾病预防控制中心的一线公共卫生医师和检测机构的一线检验技师,以尽可能使内容具有实践性。

　　本教材在内容上共包含四篇,分别是环境卫生与健康、膳食营养与健康、职业卫生与健康和人群健康研究方法。环境卫生与健康主要涉及《环境卫生学》中的空气、水质和土壤的理化指标检测内容;膳食营养与健康主要涉及《营养与食品卫生学》中的食品营养成分检测、有毒有害物质检测和膳食调查的内容;职业卫生与健康主要涉及《职业卫生学》中的现场物理因素检测、空气理化检测、患者临床诊断检验等内容;人群健康研究方法主要涉及一些教学案例和统计学实验,旨在让学生实践在《流行病学》和《卫生统计学》课程中学到的方法和理念。

　　本教材由泰山医学院李栋教授和山东大学高希宝教授主审,由泰山医学院、潍坊医学院、北京大学、北京中医药大学、青岛大学、首都医科大学燕京医学院、济宁医学院等高校的教师和山东省立医院、山东省职业病医院、中国冶金地质总局山东测试中心、济南市疾病预防控制中心、天津市疾病预防控制中心、东营市疾病预防控制中心、襄阳市疾病预防控制中心等单位的一线骨干共同编写而成，是集体智慧的结晶。本教材是泰山医学院校级教研课题"基于 ePBL 模式的环境卫生学教学改革研究"(XY2018042)和"基于第三方检测市场兴起背景下理化检验类课程改革"(XY2018043)的成果，是泰山医学院公共卫生学院山东省高水平应用型建设专业的教学研究成果。本书在编写过程中，参考、借鉴了许多国内外同行的教学素材和研究成果，并得到了山东大学出版社的大力支持，在此一并表示感谢。

因水平有限，加之时间仓促，书中难免有疏漏或错误之处，在此衷心希望广大师生和专家提出宝贵意见，以便在今后的修订中不断完善。

《预防医学本科实验教程》编委会

2018 年 8 月 18 日

目 录

第一篇　环境卫生与健康

实验一　大气中二氧化硫的测定与评价

一、实验目的

学习和掌握大气中二氧化硫的测定和评价方法,加深对二氧化硫污染大气情况的认识。

二、实验原理

空气样品中的二氧化硫被四氯汞钠($NaHgCl_4$)溶液吸收后形成稳定的二氯亚硫酸汞钠($NaHgCl_2SO_3$)络合物,再与甲醛和盐酸恩波副品红(PRA,又称"副玫瑰苯胺")反应,生成玫瑰紫红色化合物。根据朗伯-比尔定律,可通过颜色深浅来比色定量。其化学反应如下:

$$[HgCl_4]^{2-} + SO_2 + H_2O \longrightarrow [HgCl_2SO_3]^{2-} + 2Cl^- + 2H^+$$

被固定的二氧化硫有较强的抗氧化能力,可以清除臭氧的干扰,络合物再与甲醛反应如下:

$$[HgCl_2SO_3]^{2-} + HCHO + 2H^+ \longrightarrow HgCl_2 + HOCH_2SO_3H(羟基甲基亚磺酸)$$

盐酸恩波副品红在有盐酸存在时首先褪色形成 PRA 无色酸,此溶液在 $550 \sim 570$ nm下有一最大吸收峰,最大峰值为 560 nm。

注:本实验最低检出限为 $0.4\ \mu g/5$ mL。

三、仪器与试剂

1.仪器

大气采样器,棕色"U"形多孔玻璃板吸收管,10 mL 具塞比色管若干,分光光度计及 1 cm 玻璃比色皿,移液管若干,洗耳球等。

2.试剂

所有试剂均须用不含氧化剂的水配制。实验用水检验方法:量取 20 mL 实验用水,加 5 mL 20%的碘化钾溶液混合,若不含氧化剂则无淡黄色的碘析出。

(1)吸收液:称取 10.9 g 氯化汞、4.7 g 氯化钠溶解于水,稀释至1000 mL。放置过夜,过滤后使用。吸收液最佳 pH 值为 4.0,若 pH 值小于 3.0 或者大于

5.0,则需要重新配制。配制好的吸收液可稳定存放 6 个月。如发现吸收液中有沉淀物,则不能使用,需要重新配制。

(2)0.2%的甲醛溶液:量取 36%～38%的甲醛溶液 1.1 mL,用水稀释至 200 mL,临用现配。

(3)1.2%的氨基磺酸铵溶液:临用现配。

(4)0.02%的盐酸恩波副品红溶液:称取 0.20 g 盐酸恩波副品红放在研钵中,加少量水研磨使之溶解,然后加入 60 mL 盐酸,转移至容量瓶,洗净研钵后用水稀释至 1000 mL。正常情况下溶液呈淡黄色,需放置 3 天后使用,密塞保存,可稳定存放 6 个月。

(5)0.1 mol/L 的碘酸钾标准溶液:称取经 105 ℃干燥 2 h 的碘酸钾 3.5668 g,置入小烧杯内,加少量水溶解后转移入 1000 mL 容量瓶中,洗净烧杯,洗液一并转入容量瓶,加水至刻度,摇匀。

(6)0.5%的淀粉溶液:称取 0.5 g 可溶性淀粉,加 5 mL 水调成糊状后,加入 100 mL 沸水和 0.002 g 碘化汞,煮沸 2～3 min,至溶液透明,冷却。临用现配。

(7)硫代硫酸钠溶液:称取 25 g 五水合硫代硫酸钠($Na_2SO_3 \cdot 5H_2O$)溶于新煮沸冷却后的水中,加入 0.2 g 碳酸钠,并稀释至 1000 mL,贮于棕色瓶中,如浑浊应过滤。放置 1 周后用下述碘量法标定浓度:

精确量取 25.00 mL 0.1000 mol/L 的碘酸钾标准溶液于 250 mL 碘量瓶中,加入 75 mL 新煮沸冷却后的水,加入 3 g 碘化钾和 10 mL 0.1 mol/L 的冰醋酸,摇匀后,暗处旋转 3 min。用硫代硫酸钠标准溶液滴定至淡黄色,加入 1 mL 0.5%的淀粉溶液,呈蓝色,再继续滴定至蓝色刚刚褪去即为终点。记录所用硫代硫酸钠溶液的体积 V(单位:mL)。硫代硫酸钠溶液的浓度 c(单位:mol/L)可用下式计算:

$$c = \frac{0.0100 \times 25.00}{V}$$

平行滴定两次,滴定所用体积相差小于 0.05 mL 即可,否则重新标定。

(8)0.1 mol/L 的碘溶液:称取 40 g 碘化钾溶于 25 mL 水中,加入 12.7 g 碘,待碘完全溶解后,用水稀释至 1000 mL,移入棕色瓶中,暗处保存。

(9)二氧化硫标准溶液:称取 0.1～0.2 g 亚硫酸氢钠溶于 100 mL 吸收液中,放置过夜,用滤纸过滤,配制成二氧化硫标准储备液。按照前述碘量法标定溶液中二氧化硫的浓度。使用时,用吸收液稀释成 2 μg/mL 的二氧化硫标准应用液,冰箱中保存。二氧化硫标准储备液可存放 1 周,二氧化硫标准应用液可存放 2 天。

四、实验步骤

1. 采样

取一支内装 5 mL 四氯汞钠吸收液的棕色"U"形多孔玻璃板吸收管,安装于大气采样器上,以 0.5 L/min 的流量采气 10~20 L,并记录采样现场的气压和气温。

2. 分析步骤

(1)绘制标准曲线:按表 1 所示和后续步骤制备二氧化硫标准系列,绘制标准曲线。

表 1 二氧化硫标准系列制备

管号	0	1	2	3	4	5	6	7
标准溶液(mL)	0.0	0.20	0.60	1.00	1.50	2.00	2.50	3.00
吸收液(mL)	5.0	4.80	4.40	4.00	3.50	3.00	2.50	2.00
二氧化硫质量(μg)	0	0.40	1.20	2.00	3.00	4.00	5.00	6.00

向各管中加入 0.5 mL 1.2% 的氨基磺酸铵溶液,摇匀,放置 10 min(消除 NO_x 的干扰),然后加入 0.5 mL 0.2% 的甲醛溶液和 0.5 mL 0.02% 的盐酸恩波副品红溶液摇匀,放置数分钟,使其逐渐显色,并于 560 nm 波长下测定各管的吸光度。以二氧化硫质量(μg)为横坐标,吸光度值为纵坐标,绘制标准曲线。

(2)样品测定:采样后,将吸收液全部移入比色管中,用少量吸收液冲洗吸收管,合并于比色管中,使总体积为 5 mL。然后,将该样品管与上述标准系列管同步操作,加入各试剂,并测定吸光度,查标准曲线,得到样品管中二氧化硫的质量(μg)。

1. 数据处理

二氧化硫浓度的计算公式如下:

$$c = \frac{A \times 1000}{V_0 \times 1000}$$

式中,c 为二氧化硫的浓度,单位为 mg/m³;A 为二氧化硫的质量,单位为 μg;V_0 为换算成标准状态下的采样体积,单位为 L。

五、注意事项

(1)本方法以采气 20 L 计,可测定的二氧化硫浓度范围为 0.02～0.3 mg/ m³。浓度高于此范围时,可将样品吸收液稀释后测定。

(2)二氧化硫在吸收液中的稳定性与温度有关,在低于 5 ℃时,可保存 30 天无明显损失;但在 25 ℃时,吸收液中的二氧化硫每天损失 1.5％,损失率随温度的升高而增大。故采样应在 5～20 ℃内进行。样品应当天分析,如不能当天完成测定,应将样品存放在 4 ℃的冰箱中保存。

(3)若无棕色"U"形多孔玻璃吸收管,在采样时应避免阳光照射,否则可使吸收液中的二氧化硫急剧减少。

(4)采样后若吸收液浑浊,应离心取上清液分析,否则应重新采样。

(5)亚硝酸对本实验的测定结果有干扰。大气中的 NO_x 遇水可生成亚硝酸。为消除此干扰,可加入氨基磺酸铵,以去除 NO_2^- 的干扰。反应方程式如下:

$$HNO_2 + NH_4SO_3 \cdot NH_2 \rightarrow NH_4HSO_4 + N_2 \uparrow + H_2O$$

实验中,各试剂加入的顺序不能颠倒,否则氨基磺酸铵将起不到作用。

(6)温度对显色有影响。温度高显色快,但稳定时间较短,褪色也快;温度低显色慢,但稳定时间长。因此,标准系列管和样品操作要同步,否则会影响测定结果的准确性。

(7)甲醛浓度过高则空白值增大,如过低则显色时间延长。为此,以采用 0.2％的甲醛较为合适。

(8)显色剂的浓度和用量对显色效果有影响,如空白管底色深,可降低盐酸恩波副品红溶液的浓度;盐酸恩波副品红溶液中的盐酸过多则标准系列显色浅,过少则空白管显色深。为达到足够的灵敏度,又有较低的空白值,盐酸浓度以 6％为宜。

(9)本实验中的吸收液有毒性(含汞),操作时应避免污染环境和接触操作者,废液应统一集中处理。

(10)用过的比色管和比色皿应及时用酸洗涤,否则红色难以洗尽。

【思考题】

(1)配制 0.5％的淀粉溶液为什么要加入 0.002 g 碘化汞?

(2)实验所需试剂中,0.02％的盐酸恩波副品红溶液为什么不能存放太久?

附:752N 型紫外-可见分光光度计简易操作规程

(1)使用 752N 型紫外-可见分光光度计前应检查电源电压是否正常,接地线是否可靠。

(2)分光光度计使用前需开机预热 30 min。

(3)分光光度计键盘上的 4 个键简介:

①A/T/C/F 键:用于切换 A、T、C、F 之间的值。

②SD 键:该键具有两个功能,一是用于 RS232 串行口和计算机之间传输数据;二是用于当处在 F 状态时进行确认,即确认当前的 F 值,并自动转到 C。

③▽/0％键:具有两个功能,一是调零,此时只有在 T 状态下有效,打开样品室盖,按下按键应显示"000.0";二是作为下降键,只有在 F 状态时有效,按下按键 F 值会自动减 1。

④△/100％键:具有两个功能,一是关闭样品室盖后按下按键显示"0.000"和"100.0",此只在 A、T 状态下有效;二是作为上升键,此时只有在 F 状态下有效,按下按键 F 值会自动加 1。

(4)将分光光度计的波长旋钮旋转至所需波长。

(5)将样品倒入比色皿,放入比色架,空白管进入管路,按 A/T/C/F 键至光标于 T 位,开盖按▽/0％键使读数显示"000.0"。盖下暗盒盖,再按△/100％键使读数显示"100.0",拉出样品,进入光路读数。

(6)测定结束,关掉分光光度计电源,拔出电源插头。

(7)取出比色皿,清洗干净后用蒸馏水冲洗,并倒扣在粗滤纸上滤干。

(8)为了避免仪器积灰和污染,在停止工作时,用防尘罩罩住分光光度计。

(9)分光光度计工作数月或搬动后,要检查波长准确度,以确保仪器的正常使用和测定精度。

实验二 室内空气中甲醛浓度的测定

一、实验目的

学习和掌握室内空气中甲醛浓度的测定和评价方法,加深了解甲醛对室内空气的污染。

二、实验原理

甲醛与酚试剂反应可生成嗪类,嗪类在酸性溶液中被高价铁离子氧化形成蓝绿色化合物,根据颜色深浅,采用分光光度法进行比色定量。

注:本方法的检出限为 0.1 mg/5 mL。当采样体积为 10 L 时,最低检出浓度为 0.01 mg/m³。

三、仪器与试剂

1.仪器

大气采样器,分光光度计及 1 cm 玻璃比色皿,10 mL 大型气泡吸收管,10 mL 具塞比色管,移液管若干,洗耳球等。

2.试剂

(1)吸收液:称取 0.10 g 酚试剂(3-甲基-苯并噻唑腙,缩写为 MBTH)溶于水中,稀释至 100 mL 即为吸收原液。存储于棕色瓶中,在冰箱内可以稳定存放3 天。采样时取 5.0 mL 加入 95 mL 水中,即为吸收液。采样时临用现配。

(2)1%的硫酸铁铵溶液:称取 1.0 g 硫酸铁铵,用 0.10 mol/L 的盐酸溶解,并稀释至 100 mL。

(3)0.1 mol/L 的硫代硫酸钠标准溶液:配制及标定方法同实验一。

(4)甲醛标准溶液:量取 10 mL 含量 36%～38%的甲醛,用水稀释至500 mL,用碘量法标定甲醛溶液的浓度。使用时,先用水稀释成每毫升含 10 mg 甲醛的溶液,然后立即吸取 10.00 mL 稀释液于 100 mL 容量瓶中,加 5 mL 吸收原液,再用水稀释至标线,此溶液每毫升含 1 μg 甲醛。放置 30 min 后,用以配制标准系列。此标准溶液可稳定存放 24 h。

标定方法:吸取 5.00 mL 甲醛溶液于 250 mL 碘量瓶中,加入 40.00 mL0.1 mol/L的碘溶液,立即逐滴加入 30%的氢氧化钠溶液,至颜色褪至淡黄色为止。放置 10 min，加入 5 mL 稀盐酸酸化（做空白滴定时需多加 2 mL）。置暗处放置 10 min，加入 100～150 mL 水，用 0.1 mol/L 的硫代硫酸钠标准溶液滴定至淡黄色，加 1 mL 新配的 0.5% 淀粉指示剂，继续滴定至蓝色刚刚褪去。另取 5 mL 水，同上法进行空白滴定。按下式计算甲醛溶液的浓度 c（单位：mg/mL）：

$$c = \frac{(V_0 - V) \times N \times 15.0}{5.00}$$

式中，V 为滴定样品所用硫代硫酸钠标准溶液的体积，单位为 mL；V_0 为空白滴定所用硫代硫酸钠标准溶液的体积，单位为 mL；N 为硫代硫酸钠标准溶液的物质的量浓度；15.0 为甲醛的物质的量。

平行滴定两次，滴定所用体积相差小于 0.05 mL 即可，否则重新标定。

四、实验步骤

1.采样

采样前，被采样房间必须密闭 24 h。用一个内装 5 mL 吸收液的大型气泡吸收管，以 0.5 L/min 的流量采气 10 L，并记录采样点的温度 t（单位：℃）和气压 p（单位：kPa）。采样后，立即封闭进出气口，置于清洁容器内运输和保存。样品在室温下应在 24 h 内分析。在冰箱内可保存 3 天。

2.配制标准系列

取 8 支 10 mL 具塞比色管，编号，分别加入甲醛标准溶液 0 mL、0.10 mL、0.20 mL、0.40 mL、0.60 mL、0.80 mL、1.00 mL、1.50 mL，再依次分别加入吸收液 5.00 mL、4.90 mL、4.80 mL、4.60 mL、4.40 mL、4.20 mL、4.00 mL、3.50 mL，摇匀后，各管加入 0.40 mL 1% 的硫酸铁铵溶液，充分摇匀，在室温下显色 20 min。

3.样品测定

采样后，将样品溶液全部移入比色管中，用少量吸收液洗涤吸收管，洗涤液并入比色管，使总体积为 5.0 mL，室温下放置 80 min。

4.比色

在波长 630 nm 处，用 1 cm 比色皿，以纯水为参比，测定标准系列和样品的吸光度。以吸光度为横坐标，以甲醛含量（单位：μg）为纵坐标绘制标准曲线。

五、数据处理

甲醛浓度（单位：mg/m³）＝W/V_N，式中，W 为样品中甲醛含量，单位为

mg;V_N为换算成标准状态下的采样体积,单位为 m^3。

六、注意事项

(1)配制甲醛标准溶液时,在摇动下逐滴加入氢氧化钠溶液,至颜色明显褪去,再摇片刻,放置后应褪至无色。

(2)有二氧化硫共存时,会使结果偏低。可以在采样时,使气体先通过装有硫酸锰滤纸的过滤器,以排除二氧化硫产生的干扰。

(3)与酚试剂缩合成嗪类时,适宜的 pH 值为 3~7,pH 值为 4~5 时最好。

(4)室温低于 15 ℃时反应慢,显色不完全;25~35 ℃时,15 min 显色即可达最完全,放置 4 h 稳定不变。

(5)本实验中氧化剂选用硫酸铁铵,但硫酸铁铵水溶液易水解而形成氢氧化三铁,出现乳浊现象,影响比色,故改用酸性溶剂配制。但酸度也不宜过大,否则原色太深。经试验选用 0.1 mol/L 的盐酸作为溶剂。有人提出用 1% 的三氯化铁与 1.6% 的氨基磺酸的混合液作为氧化剂,可防止氮氧化物的干扰,但试剂原色太深,影响比色。本反应加入硫酸铁铵的量不宜过多,否则影响比色,以加入 1% 的硫酸铁铵溶液 0.4 mL 为好。

【思考题】

(1)哪些因素会影响本实验的检出限?

(2)采样时应注意哪些因素?

实验三　盐酸萘乙二胺比色法测定空气中氮氧化物的含量

一、实验目的

掌握盐酸萘乙二胺比色法测定空气中氮氧化物的含量,了解空气中氮氧化物的污染来源,加深对氮氧化物污染空气的认识。

二、实验原理

氮氧化物在三氧化铬的作用下可氧化成二氧化氮,在吸收液中遇水生成亚硝酸,后者与对氨基苯磺酸起重氮化反应,反应产物与盐酸萘乙二胺生成玫瑰红色偶氮化合物,其颜色深浅与氮氧化物的浓度呈线性关系,因此可以进行比色定量,最大吸收波长为 540 nm。

三、仪器与试剂

1. 仪器

"U"形多孔玻板吸收管或多孔玻板吸收管,空气采样器(流量范围 0~1 L/min),10 mL 具塞比色管,氧化管(内装氧化剂如三氧化铬和海沙),分光光度计,1 cm 玻璃比色皿,移液管若干,洗耳球等。

2.试剂

所有试剂均用不含亚硝酸根的实验用水配制,要求所用的实验用水不能使吸收液呈淡红色,一般可用去离子水煮沸冷却后使用。

(1)吸收液:量取 50 mL 冰乙酸与 900 mL 水混合,加入 5.0 g 对氨基苯磺酸,搅拌至全部溶解,再加入 0.05 g 盐酸萘乙二胺,加水定容至 1000 mL,充分混匀后即为吸收储备原液。置棕色瓶中,放冰箱 4 ℃可保存 1 个月。使用时用吸收储备原液与水按 4:1 的比例混合,即为吸收液。

(2)氧化剂:称量 5 g 三氧化铬,用水调成糊状,与 95 g 海沙充分搅拌混匀,105 ℃烘干冷却后装入氧化管内,两个球部装入约 8 g 氧化剂,两端用脱脂棉塞紧备用。

(3)标准溶液:准确称量 0.1500 g 干燥的亚硝酸钠(105 ℃干燥 2 h,优级纯),先用少量水溶解后,移入 1000 mL 容量瓶中,加水定容至刻度。配成的溶液中 NO_2^- 的浓度为 0.1 mg/mL,为储备液,在冰箱中 4 ℃下可存放 1 个月。使用时将储备液与水按 1:19 的比例混合,即为 5 μg/mL 的标准溶液。

四、实验步骤

(1)采样:多孔玻板吸收管内装入 5 mL 吸收液,进气口接一个氧化管,管口略向下倾斜。以 0.5 L/min 的流量避光采气,至吸收液变为淡玫瑰红色为止,记录采样时间。如果吸收液不变色,则应延长采样时间,采气量应不少于 5 L。

(2)配制标准系列:如表 1 所示进行配制。

表 1 　　　　　　　　　　氮氧化物标准配置

管号	0	1	2	3	4	5	6
标准溶液(mL)	0.00	0.05	0.10	0.20	0.30	0.50	0.70
水(mL)	1.00	0.95	0.90	0.80	0.70	0.50	0.30
吸收原液(mL)	4.00	4.00	4.00	4.00	4.00	4.00	4.00
NO_2^- 含量(μg)	0.00	0.25	0.50	1.00	1.50	2.50	3.50

将各管摇匀后静置 15 min,用 1 cm 比色皿在波长 540 nm 下测定各管的吸光度值,以吸光度值为纵坐标,NO_2^- 含量(μg)为横坐标绘制标准曲线。

(3)样品测定:采样结束后,将吸收液全部移入比色管中,用吸收液反复冲洗多孔玻板吸收管 2~3 次,定容到 5 mL 刻度,测定样品管的吸光度,由标准曲线查得 NO_2^- 的含量(μg)。

五、数据处理

根据 NO_2^- 的含量和采气体积，按下式计算氮氧化物的浓度：

$$c = \frac{a}{V_0 \times 0.76}$$

式中，c 为氮氧化物（以 NO_2^- 计）的浓度，单位为 mg/m^3；a 为 NO_2^- 的含量，单位为 μg；V_0 为换算成标准状态下的采气体积，单位为 L；0.76 为 NO_2（气体）转换成 NO_2^-（液体）的系数。

六、注意事项

(1)本实验灵敏、准确，操作简便，呈色稳定，故为国家环境空气质量标准中氮氧化物监测的标准方法。本实验最低检出限为 $0.25\ \mu g/5\ mL$。

(2)为了使分光光度计测定稳定，测定前应预热 0.5 h 以上。

(3)结果偏高的原因及处理方法：

①采样前，必须检查吸收液是否无色，如有微红色，则可能是亚硝酸根污染，应当重新配制吸收液。

②吸收液受日光照射可显色，因此在采样的全过程（采样、运送、存放）中要注意避光。

③当对氨基苯磺酸的质量不符合要求时，配制的吸收液也会显色。

(4)结果偏低的原因及处理方法：

①当二氧化硫的浓度高于氮氧化物时，可使显色强度下降，为了防止二氧化硫的干扰，可在吸收液中加 1 滴 1% 的过氧化氢，使二氧化硫转变为三氧化硫，以消除影响。

②当臭氧浓度高时，NO_2 可被氧化成 N_2O_5 而使显色减弱；以本实验制备的氧化管在大气湿度 35%～80% 时较为适宜，若空气相对湿度低于 16%，则氧化效率降低，此时可将氧化管通过水面潮湿空气平衡 1 h。为防止潮湿的空气将氧化剂弄湿，污染后面的吸收管，采样时应将氧化管口略向下倾斜。

(5)本实验采用的三氧化铬氧化管能将 NO 定量氧化成 NO_2，而又不吸附 NO_2；酸性高锰酸钾氧化管对 NO_2 有明显的吸附作用，测定大气中低浓度 NO_x 时会使结果偏低。三氧化铬氧化剂应为暗红色，若变为棕绿色则需更换。

【思考题】

(1)通常情况下,大气中氮氧化物的污染来源有哪些？

(2)本实验中使用三氧化铬氧化管的作用是什么？

(3)NO_2(气体)转换成 NO_2^-(液体)的系数是如何计算得出的？

实验四 EDTA 配位滴定法测定水的硬度

一、实验目的

掌握测定水的硬度的方法及其计算,理解 EDTA 配位滴定法测定水的硬度的原理,加深对水质硬度的理解。

二、实验原理

水的硬度常指水中钙盐和镁盐的总和。常用水(自来水、河水、井水等)含有较多的钙/镁盐,锅炉用水或制备无离子水时都要测定水的硬度。水的总硬度包括暂时硬度和永久硬度两类。在水中,以碳酸氢盐形式存在的钙/镁盐受热后都能分解,析出沉淀而被除去,这类盐所形成的硬度称为"暂时硬度"。钙/镁的硫酸盐、氯化物、硝酸盐等在加热时不沉淀,它们所形成的硬度称为"永久硬度"。水的硬度与人的健康有密切的关系,硬度高(特别是永久硬度高)的水可引起肠胃功能紊乱、腹泻等。

测定水的硬度时,可取一定量的水样,调节 pH 值到 10,以铬黑 T 为指示剂,用 0.01 mol/L 的乙二胺四乙酸二钠(EDTA)标准溶液配位滴定 Ca^{2+} 和 Mg^{2+} 的总量,即可计算出水的硬度。EDTA 的结构式如下:

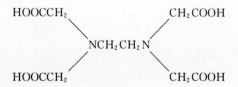

金属离子与 EDTA 的反应通式为:

$$M+Y \rightleftharpoons MY$$

表示硬度的方法:国家标准规定,将测得的 Ca^{2+}、Mg^{2+} 折算成 $CaCO_3$ 的质量,以每升水中含有 $CaCO_3$ 的毫克数表示硬度,1 mg/L 为 1 度。

三、仪器与试剂

1.仪器

分析天平,称量瓶,移液管若干,洗耳球,25 mL 酸式滴定管,250 mL 锥形瓶,铁架台等。

2.试剂

(1)0.02 mol/L 的 EDTA 标准溶液:称取 EDTA-2Na·$2H_2O$ 约 1.5 g,加 200 mL 去离子水溶解,于聚乙烯瓶(硬质玻璃瓶)中保存。使用前,需要进行标定。

(2)氨性缓冲溶液:准确称取 2 g 氯化铵,用少量水溶解后加入 10 mL 氨水,在 100 mL 容量瓶中定容,此时溶液的 pH 值为 10.0。

(3)三乙醇胺溶液(1:1)。

(4)铬黑 T 指示剂:准确称取铬黑 T 0.1 g,加入 10 g 经过研磨的干燥氯化钠,混匀后,在干燥器内保存。

四、实验步骤

量取水样 100 mL,置于锥形瓶中,加入三乙醇胺溶液 5 mL,加入 $NH_3 \cdot H_2O$-NH_4Cl 缓冲溶液(pH 值为 10)5 mL,1:1 的铬黑 T 指示剂少许。用 0.01 mol/L 的 EDTA 液滴定溶液,由紫红色变为蓝色即为终点。平行测定 3～4 次。根据 EDTA 标准溶液的浓度和滴定消耗的体积,计算水的总硬度(信度为 95％时平均值的置信区间)。计算公式为:

$$\text{硬度(单位:度)} = (c \cdot V)_{EDTA} \times 100.06 \times \frac{1000}{100}$$

式中,c 为 EDTA 标准溶液的浓度,单位为 mol/L;V 为滴定消耗的体积,单位为 L。

五、注意事项

(1)在碱性溶液(pH 值为 10)中,当水的硬度较大,即 $Ca(HCO_3)_2$ 含量较高时,可能会慢慢析出沉淀,使溶液变浑,反应方程式为:

$$HCO_3^- + Ca^{2+} + OH^- \Longrightarrow CaCO_3 \downarrow + H_2O$$

在这种情况下,终点会拖延,变色不敏锐,导致终点难以确定,滴定结果的重复性差。为了防止 Ca^{2+}、Mg^{2+} 发生沉淀,可修改操作如下:于滴定前将溶液酸化,即加入 $1\sim2$ 滴 $1:1$ 的盐酸,煮沸溶液,以除去 CO_2,但盐酸不宜加多,否则影响滴定时溶液的 pH 值。

(2)水样中若含有 Fe^{3+}、Al^{3+} 等离子时,也可以与 EDTA 反应而使分析结果偏高,可加入三乙醇胺掩盖之。Cu^{2+} 的干扰可用氰化钾(KCN)消除。

【思考题】

(1)为什么用 EDTA 配位滴定法测定硬度较大的水样时,会出现滴定终点拖延的现象?

(2)请写出用 EDTA 配位滴定法滴定水硬度的反应方程式。

(3)为什么 EDTA 溶液不能长久放置?

实验五　碘量法测定水中的溶解氧

一、实验目的

了解溶解氧的测定意义,熟悉溶解氧测定的采样方法,掌握用碘量法测定水中溶解氧的方法。

二、实验原理

溶解在水中的分子态氧称为"溶解氧",水中的溶解氧含量与空气中氧的分压、水的温度都有密切关系。在自然情况下,空气中的含氧量变动不大,故水温是主要的影响因素:水温愈低,水中溶解氧的含量愈高。溶解氧通常简记作"DO",用每升水里氧气的毫克数表示。水中溶解氧的多少是衡量水体自净能力的一个指标。溶解氧越少,表明污染程度越严重。

对水源水、地表水等较清洁水样溶解氧的测定可用碘量法。向水样中加入硫酸锰和碱性碘化钾,水中的溶解氧在碱性条件下将 Mn^{2} 氧化为 Mn^{3+} 和 Mn^{4+},而 Mn^{3+} 和 Mn^{4+} 又可将 I^- 氧化为 I_2。用硫代硫酸钠标准溶液滴定 I_2,即可求出溶解氧的含量。反应方程式为:

(1)在碱性条件下,二价锰生成白色的氢氧化亚锰沉淀:

$$Mn^{2+} + 2OH^- \!\!=\!\!= Mn(OH)_2 \downarrow$$

(2)水中溶解氧与 $Mn(OH)_2$ 作用生成 Mn^{3+} 和 Mn^{4+}:

$$2Mn(OH)_2 + O_2 \!\!=\!\!= 2H_2MnO_3 \downarrow$$

$$4Mn(OH)_2 + O_2 + 2H_2O \!\!=\!\!= 4Mn(OH)_3 \downarrow$$

(3)在酸性条件下,Mn^{3+} 和 Mn^{4+} 氧化 I^- 为 I_2:

$$2H_2MnO_3 + 4H^+ + 2I^- \!\!=\!\!= Mn^{2+} + I_2 + 3H_2O$$

$$2Mn(OH)_3 + 6H^+ + 2I^- \!\!=\!\!= I_2 + 6H_2O + 2Mn^{2+}$$

（4）用硫代硫酸钠标准溶液滴定生成的碘：

$$I_2 + 2S_2O_3^{2-} = 2I^- + S_4O_6^{2-}$$

三、仪器与试剂

1. 仪器

溶解氧瓶，250 mL 碘量瓶，25 mL 滴定管，容量瓶若干，移液管若干，洗耳球。

2. 试剂

（1）硫酸锰溶液：称取 240 g 四水合硫酸锰（$MnSO_4 \cdot 4H_2O$）或 182 g 一水合硫酸锰（$MnSO_4 \cdot H_2O$），溶于水并过滤，稀释至 500 mL。

（2）碱性碘化钾溶液：称取 250 g 氢氧化钠溶于 200 mL 水中，称取 75 g 碘化钾溶于 100 mL 水中，待氢氧化钠溶液冷却后，将两溶液混合，稀释至 500 mL。放置使碳酸钠沉降，取上清液使用。

（3）0.1 mol/L 的硫代硫酸钠标准溶液：配制及标定方法同实验一。

（4）0.025 mol/L 的硫代硫酸钠标准使用液：准确量取 25 mL 0.1 mol/L 的硫代硫酸钠标准溶液于 100 mL 容量瓶中，加蒸馏水定容至刻线。

（5）0.5％的淀粉溶液：称取 0.5 g 可溶性淀粉，加 5 mL 水调成糊状后，加入 100 mL 沸水和 0.002 g 碘化汞，并煮沸 2～3 min，至溶液透明，冷却。临用现配。

（6）浓硫酸（$\rho = 1.84$ g/mL）。

四、实验步骤

1. 溶解氧的固定（取样现场固定）

用吸管插入液面下，加入 1 mL 硫酸锰溶液和 2 mL 碱性碘化钾溶液，盖好瓶盖，颠倒混合数次，静置待沉淀物降至瓶内一半，再颠倒混合一次，待沉淀物降到瓶底。

2. 析出碘

轻轻打开瓶塞，立即将吸管插入液面下，加入 2.0 mL 浓硫酸，盖好瓶塞，颠倒混合，至沉淀物全部溶解，暗处放置 5 min。

3. 滴定

吸取 100.0 mL 上述溶液于 250 mL 锥形瓶中，用硫代硫酸钠滴定至淡黄色，加入 1 mL 0.5％的淀粉溶液，继续滴定至蓝色刚好褪去时为终点，记录用量。

五、数据处理

按照下列公式计算水样中的溶解氧含量：

$$溶解氧含量(O_2,单位:mg/L) = M \times V \times 8 \times \frac{1000}{100}$$

式中，M 为硫代硫酸钠溶液的浓度，单位为 mol/L；V 为滴定时所用的硫代硫酸钠溶液的体积，单位为 mL。

六、注意事项

（1）采集水样时，流速不宜过大，严禁产生气泡，并要求从瓶口溢流，否则会影响结果的真实性。

（2）当水样中含有 NO_2^-、Fe^{3+} 时，可能会有以下反应的发生而影响测定结果的真实性：

$$2NO_2^- + O_2 \longrightarrow 2NO_3$$

$$2NO_2^- + 2I^- + 4H^+ \longrightarrow 2NO\uparrow + I_2 + 2H_2O$$

$$2Fe^{3+} + 2I^- \longrightarrow 2Fe^{2+} + I_2$$

此时，应预先向水样中加入 NaN_3 和 NAF，消耗掉 NO_2^- 和 Fe^{3+}，从而排除二者的干扰。反应方程式如下：

$$2NaN_3 + 2HNO_2 + H_2SO_4 \longrightarrow 2N_2\uparrow + 2N_2O\uparrow + Na_2SO_4 + 2H_2O$$

$$Fe^{3+} + 6F^- \longrightarrow [FeF_6]^{3-}$$

（3）当水样中含有大量 Fe^{2+} 时，会与游离出来的碘发生氧化还原反应，从而使溶解氧的测定结果偏低。此时应预先加入 $KMnO_4$ 溶液，使 Fe^{2+} 全部氧化为 Fe^{3+}，再加 NaF，使 Fe^{3+} 以 $[FeF_6]^{3-}$ 的形式存在，从而排除 Fe^{2+} 的干扰。最后加入适量的草酸，以除去过量的高锰酸钾溶液。

（4）当水样中含有较多的悬浮物时，会吸附游离出来的碘而使溶解氧测定结果偏低。此时可预先加入明矾，水解生成氢氧化铝沉淀，后者可使水中的悬浮物凝集并沉淀析出，然后取上清液测定溶解氧。

【思考题】

(1)在测定水中的溶解氧时,采样和加入试剂时应注意哪些问题?为什么?

(2)水样中溶解氧含量的高低反映了水质的什么特点?

(3)试分析计算公式的推导过程。

实验六　酸性高锰酸钾法测定水中的化学耗氧量

一、实验目的

了解测定水中化学耗氧量(COD)的意义,熟悉酸性高锰酸钾法测定水中化学耗氧量的特点,掌握酸性高锰酸钾法测定水中化学耗氧量的基本步骤。

二、实验原理

高锰酸钾在酸性溶液中可将还原性物质氧化,过量的高锰酸钾用草酸标准溶液回滴还原,根据高锰酸钾的消耗量来计算化学耗氧量(以 O_2 计),其反应方程式为:

$$4KMnO_4 + 5[C](代表有机物) + 6H_2SO_4 \longrightarrow 2K_2SO_4 + 4MnSO_4 + CO_2 \uparrow + 6H_2O$$
$$2KMnO_4 + 5H_2C_2O_4 + 3H_2SO_4 \longrightarrow K_2SO_4 + 2MnSO_4 + 10CO_2 \uparrow + 8H_2O$$

三、仪器与试剂

1. 仪器

电热恒温水浴锅(可调至 100 ℃),250 mL 锥形瓶,25 mL 酸式滴定管,容量瓶若干,移液管若干,洗耳球。

2. 试剂

(1)硫酸溶液(1:3):将 1 体积浓硫酸在水浴冷却下缓慢加到 3 体积蒸馏水中,煮沸,滴加高锰酸钾溶液,保持微红色。

(2)草酸钠标准储备溶液 $[c(1/2Na_2C_2O_4) = 0.1000 \text{ mol/L}]$:称取 6.701 g 草酸钠 $(Na_2C_2O_4)$,溶于少量纯水中,并于 1000 mL 容量瓶中用纯水定容,置暗处保存。

(3)草酸钠标准使用液 $[c(1/2Na_2C_2O_4) = 0.0100 \text{ mol/L}]$:将上述草酸钠标准储备液准确稀释 10 倍。

(4)高锰酸钾溶液 $[c(1/5KMnO_4) = 0.1000 \text{ mol/L}]$:称取 3.3 g 高锰酸钾,溶于少量纯水中,并稀释至 1000 mL。煮沸 15 min,静置 2 周。然后用玻璃砂芯漏斗过滤至棕色瓶中,置于暗处保存,并按下述方法标定浓度:

①吸取 25.00 mL 草酸钠储备溶液(0.1000 mol/L)于 250 mL 锥形瓶中,

加入 75 mL 新煮沸放冷的纯水及 2.5 mL 硫酸。

②速至滴定管中加入约 24 mL 高锰酸钾溶液,待褪色后加热至 65 ℃,再继续滴定至呈微红色,并保持 30 s 不褪色。当滴定终了时,溶液温度不低于 55 ℃。记录高锰酸钾溶液的用量。

③高锰酸钾溶液的浓度(单位:mol/L)计算如下式所示:

$$c(1/5KMnO_4) = \frac{0.1000 \times 25}{V}$$

式中,V 为滴定终了时高锰酸钾溶液的体积,单位为 mL。

四、实验步骤

1. 锥形瓶的预处理

向 250 mL 的锥形瓶中加入 50 mL 蒸馏水,再加入 0.5 mL 硫酸溶液(1:3)及 1 mL 高锰酸钾标准溶液[$c(1/5KMnO_4) = 0.01000$ mol/L]。加热煮沸 2~3 min,溶液应保持高锰酸钾特有的紫红色。倒掉溶液,用少量蒸馏水冲洗锥形瓶 1~2 次。

2. 样品的氧化

吸取 100.0 mL 充分混合的水样(若水样中有机物含量较高,可取适量水样,用纯水稀释至 100 mL),置于上述处理过的锥形瓶中。加入 5 mL 硫酸溶液(1:3)。自滴定管加入 10.00 mL 高锰酸钾标准溶液[$c(1/5KMnO_4) = 0.01000$ mol/L],加 2~3 粒玻璃珠,将锥形瓶放入沸腾的水浴中,准确加热 30 min。如加热过程中红色明显减退,须将水样稀释重做。

3. 终止氧化反应

取下锥形瓶,趁热加入 10.00 mL 草酸钠标准使用液,充分摇匀,使红色褪尽。

4. 滴定剩余的草酸

在白色背景上,自滴定管滴入高锰酸钾标准溶液[$c(1/5KMnO_4) = 0.01000$ mol/L],至溶液呈微红色即为终点,记录用量 V_1(单位:mL)。注意,测定时如水样消耗的高锰酸钾标准溶液超过了加入量的一半,由于高锰酸钾标准溶液的浓度过低,影响了氧化能力,会使测定结果偏低,遇此情况时应取少量样品稀释后重做。

5. 校正高锰酸钾标准溶液的浓度

向滴定至终点的水样中趁热(70~80 ℃)加入 10.00 mL 草酸钠标准使用液,立即用高锰酸钾标准溶液[$c(1/5KMnO_4) = 0.01000$ mol/L]滴定至呈微红色,记录用量 V_2(mL)。如果高锰酸钾标准溶液物质的量浓度为标准的 0.01000 mol/L,则滴定时用量应为 10.00 mL,否则可求一校正系数 $K(K = 10/V_2)$。

如水样用纯水稀释，则另取 100 mL 纯水，同上述步骤测定，记录高锰酸钾标准溶液的消耗量 V_0。

五、数据处理

水样化学需氧量按照下式计算：

$$COD = [(10+V_1)K-10] \times c \times 8 \times \frac{1000}{100}$$

如水样用纯水稀释，则采用下式计算水样的耗氧量：

$$COD = \{[(10+V_1)K-10]-[(10+V_0)K-10] \times R\} \times c \times 8 \times \frac{1000}{V}$$

式中，R 为稀释水样时纯水在 100 mL 体积内所占的比例，如 25 mL 水样用纯水稀释至 100 mL，则 $R=(100-25)/100=7.5$；COD 为化学耗氧量，单位为 mg/L；c 为高锰酸钾标准溶液的浓度 $[c(1/5KMnO_4)=0.01000\ mol/L]$；8 为与 1.00 mL 高锰酸钾标准溶液 $[c(1/5KMnO_4)=1.000\ mol/L]$ 相当的以毫克(mg)表示的氧的质量；V_1 为滴定所用的高锰酸钾标准溶液 $[c(1/5KMnO_4)=0.01000\ mol/L]$ 的体积，单位为 mL；V_0 为校正高锰酸钾溶液时，滴定所用的高锰酸钾标准溶液 $[c(1/5KMnO_4)=0.01000\ mol/L]$ 的体积，单位为 mL；V 为水样体积，单位为 mL。

六、注意事项

(1)本实验适用于氯化物质量浓度低于 300 mg/L(以 Cl⁻ 计)的生活饮用水及其水源水中耗氧量的测定，最低检测质量浓度(取 100 mL 水样时)为 0.05 mg/L，最高可测定的耗氧量为 5.0 mg/L(以 O₂ 计)。

(2)水样中 Cl⁻ 浓度超过 300 mg/L 时，在酸性介质中可被高锰酸钾氧化而生成氯气，这样就消耗了高锰酸钾，使结果偏高。此时可采用碱性高锰酸钾法测定。

由于新配制的高锰酸钾溶液浓度不稳定，应提前 2 周配制，临用前用草酸钠标准溶液校正。本实验中高锰酸钾溶液和草酸溶液的浓度比例需要特别注意，$c(1/2Na_2C_2O_4)$ 应与 $c(1/5KMnO_4)$ 浓度接近。高锰酸钾溶液的浓度应控制在 $c(1/5KMnO4)=0.01\ mol/L$ 左右。

(3)水样应适当稀释，以保证在沸水浴中加热 30 min 后消耗的高锰酸钾溶液为加入量的一半左右(4～6 mL)，此时化学耗氧量与有机物含量之间才有一定的比例关系,可进行不同水体有机物污染程度的比较,否则结果无意义。因为水样中有机物的含量直接影响氧化剂的氧化速度和氧化能力,所以同一水样由于稀释倍数不同,测得的值也不完全一致,因此必须在报告结果时注明稀释倍数。

【思考题】

(1)本实验中,为什么只能用硫酸维持酸度,而不能用盐酸和硝酸?

(2)高锰酸钾溶液为什么要提前 2 周配制,临时用草酸标准溶液校正?

(3)为什么在加热 30 min 后需立即加入过量的草酸溶液终止氧化反应,用高锰酸钾溶液回滴,而不是用草酸溶液滴定剩余的高锰酸钾?

(4)计算公式是怎么推导出来的?

实验七　过硫酸盐法测定水中锰的含量

一、实验目的

了解金属锰的分光光度定量测定方法,进一步熟悉分光光度计的使用方法。

二、实验原理

在硝酸银存在的条件下,以过硫酸铵$[(NH_4)_2S_2O_8]$将锰元素氧化成为紫红色的高锰酸钾,其颜色深浅与锰元素的含量成正比。反应方程式为:

$$2Mn^{2+} + 5S_2O_8^{2-} + 8H_2O === 2MnO_4^- + 10SO_4^{2-} + 16H^+ \text{(在银离子存在的环境下)}$$

在波长 525 nm 处测定 MnO_4^- 的吸光度,通过标准曲线可求出锰的含量。

三、仪器与试剂

1.仪器

分析天平,可见光分光光度计,1 cm 比色皿若干,50 mL 容量瓶若干,移液管若干,洗耳球,150 mL 锥形瓶若干。

2.试剂

(1)锰标准溶液:准确称取 0.1438 g 分析纯高锰酸钾,溶于 500 mL 蒸馏水中,加 2 mL 浓硫酸,在搅动下滴加 10%的亚硫酸钠溶液,直到红色褪尽。煮沸溶液以除去过量的二氧化锰,冷却后稀释到 1000 mL。取此溶液 100 mL,稀释到 500 mL,则 1 mL 中含有 0.0100 mg 锰。

(2)1∶1 的硝酸:将浓硝酸以等体积的蒸馏水稀释。

(3)5%的硝酸银溶液:称取 5 g 化学纯硝酸银,溶于 100 mL 蒸馏水中。

(4)分析纯过硫酸铵$[(NH_4)2S_2O_8]$:固体。

(5)浓硫酸($\rho = 1.84$ g/mL)。

四、实验步骤

(1)吸取 50.0 mL(或适量)水样置于 150 mL 锥形瓶中(锰含量 0.05～2 mg/L)。

(2)取 150 mL 锥形瓶 8 个,分别加入 0 mL、0.50 mL、1.00 mL、5.00 mL、

10.00 mL、20.00 mL 硫酸锰标准溶液,并各加蒸馏水 50 mL。

(3)向水样及标准溶液中各加入 1.5 mL 稀硝酸,加热蒸发至约 40 mL 为止,然后加入 1 mL 硝酸银溶液(如果有沉淀产生,应过滤,并以热蒸馏水冲洗滤纸)及 0.5 g 过硫酸铵,加热煮沸 3 min,冷却后移入 50 mL 的容量瓶中,加蒸馏水至标线,混匀。

(4)在 525 nm 波长下测其吸光度,以空白试剂为对照,绘出标准曲线。

五、数据处理

水样中锰的质量浓度 c(单位:mg/L)的计算公式为:

$$c = V_1 \times 0.01 \times \frac{1000}{V}$$

式中,V_1 为硫酸锰标准溶液的体积,单位为 mL;V 为水样体积,单位为 mL。

六、注意事项

(1)水样中如果含有大量有机物质和还原性物质,将产生干扰,应预先将其除去,方法为:将水样置于蒸发皿内,加入 2 mL 硫酸,在水浴上蒸至近干,再灼烧除去有机物。冷却后,加入 50 mL 蒸馏水溶解,然后按实验步骤(3)(4)处理。

(2)如果试样中氯化物含量较高,可适当增加硝酸银溶液的用量,以保持过量的硝酸银。

(3)加入过硫酸铵显色后,煮沸时间在 10 min 内测定结果比较稳定,故应严格控制煮沸时间。溶液加热显色后转移到 50 mL 容量瓶中需放置一段时间(约 100 min),直到测定结果比较稳定为止。

【思考题】

(1)硝酸银溶液的作用是什么?

(2)如何保证过硫酸铵与锰氧化还原反应的充分进行?

(3)除了过硫酸铵,是否还有其他氧化剂可以使用?

实验八　亚甲蓝分光光度法测定饮用水中的硫化物含量

一、实验目的

掌握亚甲蓝分光光度法测定水中硫化物含量的实验原理及操作技术,了解其应用范围及注意事项,进一步加深对硫化物在水中存在情况的理解。

二、实验原理

样品经酸化,硫化物转化成硫化氢,用氮气将硫化氢吹出,转移到盛有乙酸锌-乙酸钠溶液的吸收显色管中,与 N-N 二甲基对苯二胺和硫酸铁铵反应,生成蓝色的络合物亚甲基蓝,在 665 nm 波长处测定。

三、仪器与试剂

1.仪器

氮气流量计,100 mL 具塞比色管若干,100 mL 容量瓶若干,250 mL 碘量瓶若干,分光光度计,1 mL 玻璃比色皿,移液管若干,洗耳球等。

2.试剂

(1)去离子除氧水:将蒸馏水通过离子交换注,制为去离子水;以 200~300 mL/min 的流量通入氮气(纯度大于 99.99%)约 20 min,除去水中的溶解氧,成为去离子除氧水。制备好的去离子除氧水应立即盖严并存放于玻璃瓶内。

(2)浓硫酸($\rho = 1.84$ g/mL)。

(3)磷酸($\rho = 1.69$ g/mL)。

(4)N-N 二甲基对苯二胺(对氨基二甲基苯胺)溶液:称取 2 g N-N 二甲基苯二胺盐酸盐[$NH_2C_6H_4N(CH_3) \cdot 2HCl$]入 200 mL 水中,缓缓加入 200 mL 浓硫酸,冷却后用水稀释至 1 L,摇匀,此溶液在室温下在密闭的棕色瓶内可稳定储存 3 个月。

(5)硫酸铁铵溶液:称取 25 g 十二水合硫酸铁铵[$Fe(NH_4)(SO_4)_2 \cdot 12H_2O$],溶于含有 5 mL 浓硫酸的水中,用水稀释至 250 mL,摇匀,溶液如出现不溶物或浑浊应过滤后使用。

(6)抗氧化剂溶液:称取 2 g 维生素 C($C_6H_8O_6$)、0.1 g 二乙胺四乙酸二铵(EDTA)和 0.5 g 氢氧化钠,溶于 100 mL 水中,摇匀,并储存于棕色瓶内。本溶液应在使用当天配制。

(7)乙酸锌-乙酸钠溶液:称取 50 g 二水合乙酸锌($ZnAc_2 \cdot 2H_2O$)和 12.5 g 三水合乙酸钠($NaAc \cdot 3H_2O$),溶于 100 mL 水中,摇匀。

(8)浓度为 40 g/L 的氢氧化钠溶液:称取 4 g 氢氧化钠,溶于 100 mL 水中,摇匀,即可制得。

(9)浓度为 10 g/L 的淀粉溶液:称取 1 g 可溶性淀粉,用少量水调成糊状,慢慢倒入 100 mL 沸水,继续煮沸至溶液澄清,即可制得。淀粉溶液冷却后应存放于试剂瓶中,临用现配,

(10)$c(1/2I_2)$=0.10 mol/L 的碘标准溶液:准确称取 6.345 g 碘于烧杯中,加入 20 g 碘化钾和 10 mL 水,搅拌至完全溶解,用水稀释至 500 mL,摇匀,即可制得。碘标准溶液应存放于棕色瓶中。

(11)$c(1/6K_2Cr_2O_7)$=0.1000 mol/L 的重铬酸钾标准溶液:精称多次结晶的并经 110~130 ℃烘过的重铬酸钾 4.9035 g,置于 1 L 的容量瓶中,用适量的水溶解,然后用水稀释至标线,混匀,即可制得。

(12)0.1 mol/L 的硫代硫酸钠标准溶液:配制及标定方法同实验一。

(13)硫化钠标准溶液:取一定量的结晶状九水合硫化钠($NaS \cdot 9H_2O$)于小烧杯中,用水淋洗除去表面杂质,用干滤纸吸去水分后,称取约 0.75 g 溶于少量水中,移入 100 mL 棕色容量瓶,用水稀释至标线,摇匀后标定其准确浓度。每次配制之前均应标定浓度。标定方法如下:

在 250 mL 碘量瓶中加 10 mL 乙酸锌-乙酸钠溶液、10 mL 待标定的硫化钠标准溶液和 20 mL 碘标准溶液,用水稀释至约 60 mL,加入 5 mL 硫酸溶液,立即密闭瓶塞并摇匀,于暗处放置 5 min 后,用硫代硫酸钠标准溶液滴定至溶液呈淡黄色时,加入 1 mL 淀粉溶液,继续滴定至蓝色刚好消失为终点,记录硫代硫酸钠标准溶液的用量,同时用 10 mL 水代替硫化钠标准溶液做空白滴定。硫化钠标准溶液中硫化物的含量ρ(单位:mg/mL)按下式计算:

$$\rho = (V_0 - V_1) \times c \times \frac{16.03}{10}$$

式中,V_1 为滴定硫化钠标准溶液消耗硫代硫酸钠标准溶液的体积,单位为 mL;V_0 为滴定空白溶液消耗硫代硫酸钠标准溶液的体积,单位为 mL;c 为硫代硫酸钠标准溶液的浓度,单位为 mol/L;16.03 为硫化物的摩尔质量。

(14)硫化钠标准使用液:以新配制的氢氧化钠溶液调节去离子除氧水,待

pH 值为 10～12 后,取约 400 mL 水加入 500 mL 的棕色瓶中,加入 1～2 mL 乙酸锌-乙酸钠溶液混匀,吸取一定量刚标定的硫化钠标准溶液移入上述棕色瓶,注意边震荡边成滴状加入,然后加入已调节 pH 值为 10～12 的水稀释至标线,充分摇匀,使之成为含硫离子浓度为 10.00 $\mu g/mL$ 的均匀硫化锌混悬液。本标准使用液在室温下可稳定保存半年,每次使用时应在充分摇匀后使用。

四、实验步骤

1. 样品采集及保存

硫离子易被氧化,硫化氢易从水样中逸出,因此在采样时应防止暴气,并加入适量的氢氧化钠溶液和乙酸锌-乙酸钠溶液,使水样呈碱性,并形成硫化锌沉淀。采样时,应先加乙酸锌-乙酸钠溶液,再加水样,通常氢氧化钠溶液的加入量为每升水样加 1 mL,乙酸锌-乙酸钠溶液的加入量为每升水样加 2 mL。水样应充满瓶,瓶塞下不留空气。现场采集并固定的样品应存放在棕色瓶内,保存时间为 1 周。

2. 绘制标准曲线

取 9 支 100 mL 具塞比色管,各加入 20 mL 乙酸锌-乙酸钠溶液,分别取 0 mL、0.50 mL、1.00 mL、2.00 mL、3.00 mL、4.00 mL、5.00 mL、6.00 mL、7.00 mL 硫化钠标准使用液移入各比色管,加水至约 60 mL,沿比色管壁缓慢加入 10 mL N-N 二甲基对苯二胺溶液,立即密塞并缓慢倒转一次,加入 1 mL 硫酸铁铵溶液,立即密闭瓶塞并充分摇匀,放置 10 min 后,用水稀释至标线,摇匀,使用 1 cm 比色皿,以水作参比,在波长 665 nm 处测量吸光度。同时做空白实验,以测定的各标准溶液扣除空白试验的吸光度为纵坐标,对应的标准溶液中硫离子的含量为横坐标,绘制标准曲线。

3. 样品测定

取一定体积现场采集并固定的水样于分液漏斗中静置,待沉淀与溶液分层后,将沉淀部分放入 100 mL 具塞比色管,加水至约 60 mL,然后按上述有关步骤进行测定,测定的吸光度扣除空白试验的吸光度后在校准曲线上查出硫化物的含量。

五、数据处理

硫化物的含量 ρ(单位:mg/L)按下式计算:

$$\rho = \frac{m}{V}$$

式中,m 为由校准曲线上查得的试样中的硫化物含量,单位为 μg;V 为试样体积,单位为 mL。

六、注意事项

(1)N-N 二甲基对苯二胺存放较久时呈棕色,用它配制的溶液呈淡棕色,空白值较高,此时应对试剂进行纯化。纯化方法是用加石油醚的苯溶液进行重结晶,得到白色晶体。

(2)酸度、温度、反应容器等均可影响测定结果,应严格控制。

(3)应严格按顺序加入试剂,否则会使测定结果偏低甚至不显色。

(4)在避免光照的条件下,20 ℃时 15 min 即可显色完全。

【思考题】

(1)本实验所用的水为什么均为去离子除氧水?

(2)为什么 N-N 二甲基对苯二胺存放较久时呈棕色?

实验九　紫外分光光度法测定废水中苯酚的含量

一、实验目的

了解用紫外分光光度法测定微量苯酚的原理,熟悉分光光度计的使用方法,进一步加深对水中游离酚化合物污染的认识。

二、实验原理

苯酚俗名"石炭酸",具有挥发性和腐蚀性,能以蒸气和液体的形式经呼吸道、皮肤、黏膜侵入机体,严重危害人体健康。在炼油、炼焦、煤气洗涤和某些化工厂排出的废水中,常含有一定量的苯酚。近年来,水源的污染日趋严重,因此,测定工厂排出废水及河、湖水中的苯酚含量对评价环境污染情况有重要的参考价值。

苯酚溶液在紫外光区 272 nm 处有比较强的吸收,根据朗伯-比尔定律,可用分光光度计在 272 nm 处直接测定废水中的苯酚含量。

三、仪器与试剂

1.仪器

可见-紫外分光光度计,1 cm 石英比色皿,50 mL 容量瓶若干,移液管若干,洗耳球等。

2.试剂

(1)1.000 g/L 的苯酚储备液:称取 1.000 g 分析纯苯酚,溶于 1000 mL 蒸馏水中,即为苯酚储备液。

(2)去离子水。

四、实验步骤

(1)取 100 mL 容量瓶 5 个,分别准确移取苯酚储备液 0 mL、1.00 mL、2.00 mL、4.00 mL、8.00 mL,用纯水稀释至标线,此即为 0 mg/L、10.0 mg/L、20.0 mg/L、40.0 mg/L、80.0mg/L 的使用液。

(2)取适量废水样稀释,使苯酚含量为 10~80 mg/L。

(3)在 272 nm 的波长下,分别测定标准系列和空白溶液的吸光度,绘制标准曲线;同时测定废水样的吸光度,从标准曲线上查出废水样中苯酚的浓度,计算其含量。

五、注意事项

(1)苯酚具有一定的腐蚀性,应避免其进入眼部。

(2)分析纯苯酚容易结晶,较难粉碎,称量时应注意安全。

【思考题】

(1)紫外-可见分光光度法的定性、定量分析的依据是什么?

(2)请简述紫外-可见分光光度计的特点及适用范围。

实验十 离子选择电极法测定水中氟化物的含量

一、实验目的

学习和掌握水中氟化物的测定和评价方法,熟悉电化学分析方法和标准加入法,加深对生物地球化学性疾病的认识。

二、实验原理

电位分析法是一种通过测量电极电位来测定物质量的分析方法。电极电位的测量需要构成一个化学电池,一个电池有两个电极,在电位分析中,将电极电位随被测物质活度变化的电极称为"指示电极",将另一个与被测物质无关的,提供测量电位参考的电极称为"参比电极"。电解质溶液由被测试样及其他组分组成,依靠这种体系可以进行电位测量。根据能斯特(Nernst)方程式(温度为 25 ℃),如果能测定出电极电位 E,便可求出该物质的活度或浓度。

$$E = K - \frac{2.303RT}{nF} \lg a(\text{F}^-)$$

氟离子选择电极属于晶体膜电极,其敏感膜是掺有氟化铈的氟化镧单晶膜,单晶膜封在聚四氟乙烯管中,管中充入 0.1 mol/L 的氟化钠和 0.1 mol/L 的氯化钠作为内参考溶液,插入银-氯化银电极作为内参比电极,氟离子可在氟化镧单晶膜中移动。将电极插入待测离子溶液中,待测离子可吸附在膜表面,它与膜上相同的离子交换,并通过扩散进入膜相,膜相中存在的晶格缺陷产生的离子也可扩散进入溶液相。这样,在晶体膜与溶液界面上建立了双电层结构,产生相界电位 E,由此可得出氟离子的活度。

三、仪器与试剂

1.仪器

氟离子选择电极(使用前在去离子水中充分浸泡),饱和甘汞电极,精密 pH 计或离子活度计或晶体管毫伏计(可精确到 0.1 mV),磁力搅拌器和塑料包裹的搅拌子,容量瓶若干,移液管若干,洗耳球,100 mL 聚乙烯杯等。

2. 试剂

(1)氟化物标准贮备液:称取 0.2210 g 基准氟化钠(NaF,预先于 105~110 ℃烘干 2 h 或者于 500~650 ℃烘干 40 min 后冷却),用水溶解后入 1000 mL 容量瓶中,稀释至标线,摇匀,贮存在聚乙烯瓶中。此溶液每毫升含氟离子 100 μg。

(2)乙酸钠溶液:称取 15 g 分析纯乙酸钠,溶于水中,并稀释定容至 100 mL。

(3)2 mol/L 的盐酸。

(4)总离子强度调节缓冲溶液(TISAB):称取 58.8 g 二水合柠檬酸钠和 85 g 硝酸钠,加水溶解,用盐酸调节 pH 值至 5~6,转入 1000 mL 容量瓶中,稀释至标线,摇匀。

(5)所用水为去离子水或无氟蒸馏水。

四、实验步骤

(1)仪器准备和操作:按照所用测量仪器和电极的使用说明,首先接好线路,将开关置于"关"的位置。开启电源开关,预热 15 min,后续操作按说明书的要求进行。

(2)氟化物标准溶液的制备:用氟化钠标准贮备液、移液管和 100 mL 容量瓶配制每毫升含氟离子 10 μg 的标准溶液。

(3)用移液管移取 1.00 mL、3.00 mL、5.00 mL、10.00 mL、20.00 mL 氟化物标准溶液,分别置于 5 只 50 mL 的容量瓶中,再向容量瓶中加入 5 mL 水样,并加入 20 mL 总离子强度调节缓冲溶液,用水稀释至标线,摇匀。分别转入 100 mL 的聚乙烯杯中,放入一只塑料搅拌子,按浓度由低到高的顺序,依次插入电极,连续搅拌溶液,读取搅拌状态下的稳定电位值。在每次测量之前,都要用水将电极冲洗干净,并用滤纸吸去水分。在半对数坐标纸上绘制 E 与 $\lg a(F^-)$ 的标准曲线,求得直线与横轴的交点,以此计算水样中的氟含量。

五、注意事项

(1)温度可影响电极的电位和样品的离解,需使待测样品与标准溶液的温度相同,并注意调节仪器的温度补偿装置,使之与溶液的温度一致。每天都要测定电极的实际斜率。

(2)若氟电极工作时氢氧根离子的浓度大于氟离子的浓度,会产生明显的干扰,故推荐测定的 pH 值为 5~6。

(3)当氟电极与含氟试剂接触时,电池的电动势 E 可随溶液中氟离子活度的变化而改变(遵守能斯特方程),当溶液的总离子强度为定值且足够时,服从下列关系式:

$$E = E^\circ - \frac{2.303RT}{F} \times \lg a(\text{F}^-)$$

(4)不得用手指触摸电极的膜表面。为了保护电极,样品中氟的测定浓度最好不要大于 40 mg/L。

(5)插入电极前不要搅拌溶液,以免在电极表面附着气泡,影响测定的准确度。

(6)搅拌速度要适中、稳定,不要形成涡流。测定过程中应连续搅拌。

【思考题】

(1)总离子强度调节缓冲溶液的作用是什么?

(2)影响读数稳定的因素有哪些?

(3)本实验所用的标准加入法与以往的标准曲线法有何异同?

实验十一　电导法测定土壤水浸出液的全盐量

一、实验目的

了解电导法测定土壤水浸出液中全盐量的方法,掌握 DDS-11A 型电导率仪的使用和溶液电导率的测定操作。

二、实验原理

土壤中的水溶性盐是强电介质,其水溶液具有导电作用,导电能力的强弱可用电导率表示。在一定浓度范围内,溶液的含盐量与电导率呈正相关,含盐量愈高,溶液的渗透压愈大,电导率也愈大。土壤水浸出液的电导率可用电导仪测定,可直接用电导率数值表示土壤的含盐量。

三、仪器与试剂

1. 仪器

DDS-11A 型电导率仪,DJS-1 型铂黑电极,移液管若干,洗耳球等。

2. 试剂

(1)标准盐溶液:称取 1.0000 g 硫酸钠(分析纯)溶于水中,并稀释至 1 L。

(2)土样:把土壤风干,再研细过筛(100 目)后保存。

四、实验步骤

(1)用 10 mL 移液管分别吸取标准溶液 1.00 mL、2.00 mL、3.00 mL、4.00 mL、5.00 mL 于洗干净烘干的广口瓶中,用 25 mL 滴定管依次加入 24.00 mL、23.00 mL、22.00 mL、21.00 mL、20.00 mL 水。

(2)将铂电极引线接到电导仪相应的接线柱上,接通电源,打开电源开关。调节电导仪至工作状态。将铂电极用待测液冲洗几次后插入待测液中,打开测量开关,读取电导数值。取出铂电极,用水冲洗,用滤纸吸干,再检测下一土样,同时测量待测液温度。绘制电导率—含盐量标准曲线,查出含盐量。

五、注意事项

(1)换被测溶液时,要随时用水冲洗电极,再用被测溶液浸洗两次以上,用滤纸吸干电极两侧,不要让滤纸碰到电极表面。

(2)冲洗电极与更换被测溶液时,校正测量开关一定要扳到校正位置上。

(3)测量完毕后,关上电源开关,拔出电源插头,电极洗净后浸泡在水中。

【思考题】

(1)以硫酸钠为标准测定全盐量有何特点?

(2)电导率随溶液温度升高而增大的原理是什么?

第二篇　膳食营养与健康

实验十二　直接干燥法测定食品中水分的含量

一、实验目的

掌握直接干燥法测定食品样品中水分含量的方法,了解食品水分含量对食物品质的影响。

二、实验原理

食品样品在常压下 95～105 ℃干燥至恒重,根据质量差计算水分含量。

三、仪器与试剂

1.仪器

称量瓶,干燥箱,干燥器,分析天平,药匙等。

2.试剂

食品样品,如奶粉、大豆粉等。

四、实验步骤

1.称量瓶的预处理

取洁净的玻璃称量瓶,置于 95～105 ℃干燥箱中,将瓶盖斜支于瓶边,加热至 105 ℃,1.0 h 后取出盖好,置于干燥器内冷却 0.5 h,称量,并反复干燥至恒重。

2.加样

将食品样品用粉碎机粉碎后,精密称取 2.0～10.0 g 放入称量瓶中,试样厚度大约为 5 mm,加盖,精密称量。

3.干燥

将含样品的称量瓶置于 95～105 ℃的干燥箱中,瓶盖斜支于瓶边,加热 2～4 h后盖好取出,放入干燥器内冷却 0.5 h 后称量 。重复此操作,直至恒重(前后两次质量差不超过 2 mg)。

五、数据处理

食品样品中水分含量 X 的计算公式为:

$$X = \frac{m_1 - m_2}{m_1 - m_3} \times 100\%$$

式中，X 为试样中水分的含量，用百分数表示；m_1 为称量瓶和试样的质量，单位为 g；m_2 为称量瓶和试样干燥后的质量，单位为 g；m_3 为称量瓶的质量，单位为 g。

六、注意事项

(1)食品中的挥发性成分在干燥过程中也将减失，因此，直接干燥法适宜测定干燥温度下不易被氧化的样品和含挥发性物质较少的样品，如谷物及其制品、豆制品、卤菜制品、肉制品等。

(2)对容易分解或易焦化的样品，应采取较低的烘烤温度和较短的烘烤时间。

(3)对高脂肪或油脂类食品，在开始烘烤的过程中其重量是逐渐减轻的，当继续烘烤时，有时反而增重，这是由脂肪氧化所引起的，可适当降低干燥的温度和缩短干燥时间。

【思考题】

(1)影响干燥速度的因素有哪些？

(2)检测食品中水分含量的意义是什么？

实验十三　索氏提取法测定大豆中粗脂肪的含量

一、实验目的

熟悉用索氏提取法测定粗脂肪含量的方法,掌握索氏提取法的操作,了解食品中脂肪的分布。

二、实验原理

根据相似相溶原理,通过虹吸原理和蒸馏的方式,多次使用纯溶剂对样品进行固液萃取。

三、仪器与试剂

1.仪器

索氏提取器,干燥箱,干燥器,水浴箱,分析天平,药匙,滤纸,订书机等。

2.试剂

(1)无水乙醚(分析纯)。

(2)样品。

四、实验步骤

(1)将烧杯(内有乙醚浸泡过的滤纸)置于 $100\sim105$ ℃的烘箱内烘至恒重。

(2)制作滤纸袋(10 cm×8 cm)。

(3)依次称量烧杯的质量 m_0,烧杯+滤纸袋的质量 m_1。

(4)向滤纸袋中加入干燥好的豆粉 $2.0\sim3.0$ g(约至滤纸袋 1/2 处),放入烧杯中,并称量其质量 m_2。

(5)用订书机将滤纸袋封口,然后放入烧杯中称量其质量 m_3。

(6)将封好的样品袋放入提取器,滤纸袋的高度不超过虹吸管,加入约 2/3 接收瓶容积的无水乙醚,然后装上冷凝管,置水浴锅中加热,控制加热温度使乙醚不过度沸腾。加热温度为 50 ℃,提取时间 2 h。

(7)提取结束后,将滤纸袋取出放回原烧杯,入 $100\sim105$ ℃的烘箱内烘至恒重,称其质量 m_4。

五、数据处理

粗脂肪含量 X 的计算公式为：

$$X = \frac{m_3 - m_4}{m_2 - m_1} \times 100\%$$

式中，X 为试样中脂肪的含量，用百分数表示；m_1 为烧杯＋滤纸袋的质量，单位为 g；m_2 为烧杯＋滤纸袋＋样品的质量，单位为 g；m_4 为烧杯＋滤纸袋＋样品烘至恒重后的质量，单位为 g。

六、注意事项

(1)滤纸袋的高度不应超过索氏提取器滤筒的虹吸管高度。

(2)在抽提时，冷凝管上端可塞一个脱脂棉球，以防止乙醚挥发和空气中水分的进入。

(3)控制乙醚的温度和冷凝水流量。

【思考题】

(1)用无水乙醚提取出的物质有哪些？

(2)有哪些溶剂可以代替无水乙醚？

实验十四　火焰原子吸收法测定头发中锌的含量

一、实验目的

熟悉用火焰原子吸收法测定头发中锌含量的方法,掌握头发样品的洗涤和消化方法,了解利用毛发评价人体营养状况的方法。

二、实验原理

原子吸收光谱法是一种应用广泛的元素测定方法,它是基于在蒸气状态下对待测元素基态原子的共振辐射吸收进行定量分析的方法。为了能测定吸收值,试样需要转变成一种在适合的介质中存在的自由原子。化学火焰是产生基态气态原子的简便方法。将待测元素的分析溶液经喷雾器雾化后,在燃烧器的高温下进行原子化,使其离解为基态原子。空心阴极灯发射出待测元素特征波长的辐射光,并经过原子化器中一定厚度的原子蒸气,此时,光的一部分被原子蒸气中待测元素的基态原子吸收。根据朗伯-比尔定律,吸光度的大小与待测元素的原子浓度成正比,因此可以得到待测元素的含量。

三、仪器与试剂

1.仪器

火焰原子吸收分光光度计,乙炔钢瓶,无油空气压缩机,锌空心阴极灯,电热板,烘箱,干燥器,100 mL 的烧杯若干,250 mL 烧杯,短颈漏斗若干,150 mL 锥形瓶若干,50 mL 容量瓶若干,25 mL 容量瓶若干,100 mL 容量瓶若干,移液管若干,洗耳球。

2.试剂

实验用水均为去离子水,所有器皿均用稀硝酸浸泡过夜,依次用自来水和去离子水洗净烘干。

(1)硝酸:最优级纯度。

(2)高氯酸:优级纯高氧酸。

(3)过氧化氢:优级纯过氧化氢。

(4)锌标准储备液:密度为 1.000 g/L。

四、实验步骤

(1)配制锌离子标准溶液:用 10 mL 移液管吸取 1.000 mg/mL 的锌储备液至 100 mL 容量瓶中,用去离子水稀释至刻度,摇匀,此溶液中锌离子含量为 100.0 μg/mL。再取一个 50 mL 的容量瓶,加入 100 μg/mL 的锌离子标准溶液 5.00 mL,用去离子水稀释至刻度,摇匀。此溶液含锌离子 10.0 μg/mL。

(2)配制锌离子混合标准溶液:在 6 个 50 mL 容量瓶中加入上述 10.0 μg/mL 的锌离子标准溶液 0 mL、2 mL、4 mL、6 mL、8 mL、10 mL,各加入浓硝酸 2 滴,用去离子水稀释至标线,摇匀。此时系列锌标准溶液的浓度依次为 0.000 μg/mL、0.400 μg/mL、0.800 μg/mL、1.200 μg/mL、1.600 μg/mL、2.000 μg/mL。

(3)试样溶液的制备:用不锈钢剪刀从后颈部剪取头发试样,将其剪成 1 cm 长的发段,用洗发香波洗涤,再用自来水清洗多次,将其移入布氏漏斗中,用 1 L 去离子水淋洗,于 110 ℃下烘干。准确称取发样 0.1000 g,置于消解杯中。先加入 4 mL 浓硝酸,稍冷后缓慢滴加 2 mL 30%的过氧化氢溶液。待溶液反应稳定后置于电热板上加热消解,加热温度控制在中档,消解至溶液澄净透明。若消解后溶液呈深棕色,应再加少许过氧化氢,继续加热使之颜色变浅,最后细心蒸至溶液剩余 1~2 mL。加少量去离子水稀释,转移至 50 mL 的容量瓶中,用去离子水稀释至标线,摇匀,待测定。

(4)测定标准溶液,绘制标准曲线:参考下面表 1 中火焰原子吸收法测锌的仪器工作条件,设定仪器参数和实验条件(根据实验仪器具体情况调整到最佳测定实验条件)。优化好实验条件后,分别测定不同浓度的锌标准溶液的吸光度。

表 1 火焰原子吸收法测锌的仪器工作条件

仪器工作条件	火焰	测定波长 (nm)	灯电流 (mA)	狭缝宽度 (nm)	仪器模式
参数	空气-乙炔焰	213.8	5	1	吸光度

(5)试样溶液的分析:在和锌标准溶液的相同测定条件下,测定发样试样溶液的吸光度,计算头发中的锌含量。

五、数据处理

发锌含量 $= \dfrac{\rho \times V}{m} \times 100\%$,式中,发锌含量用百分数表示,$\rho$ 为从标准曲线上得到的样品溶液中的锌浓度,单位为 mg/L;V 为试样溶液的体积,本实验中为 25 mL;m 为准确称取的头发质量,单位为 g。

六、注意事项

(1)溶样过程中加过氧化氢时,要将试样稍冷,且慢慢滴加,以免过氧化氢受热剧烈分解,将试样溅出。

(2)试样的吸光度应该在标准曲线的中部,否则应该改变配制溶液的体积。

(3)乙炔钢瓶阀门旋开不超过 1.5 转。

(4)实验时要打开通风设备,使金属蒸气即时排出室外。

(5)点火时,先开空气,后开乙炔气;熄火时,先关乙炔气,后关空气。室内若有乙炔气味,应立即关闭气源通风,排除问题后再进行实验。

【思考题】

(1)影响发锌测量准确度的因素有哪些?

(2)测定发锌含量有何临床意义?

附:通用型 TAS-990 型火焰原子化法原子吸收光谱仪简易操作规程

(1)依次打开稳压器电源、计算机和仪器主机电源。

(2)双击"AAwin"软件图标,点"确定",仪器自动进入自检;自检完成后,点击下拉菜单,设定和选择工作灯和预热灯,点击"下一步",设定燃气流量为"1800",点击"下一步"→寻峰",出现峰值后,点击"关闭"→"下一步"→"完成"。

(3)用对光板检查光斑是否在燃烧缝的正上方,如果不在,点击"仪器"→"燃烧器参数",修改"高度"和"位置"值。

(4)点击"参数","测量方式"选"自动","间隔时间"设为"1 s","采样延时"设为"0 s";点击"信号处理","计算方式"选择"连续","积分时间"设为"1 s","滤波系数"设为"1"。

(5)点击"样品"→"浓度单位"→"下一步",输入配好的标样浓度数据,点击"下一步"→"完成"。

(6)打开空压机,设置压力为 0.2~0.3 MPa;打开乙炔钢瓶,设置送气压力为 0.05~0.06 MPa;向液位开关里加水至出水管有水溢出(在主机背板)。

(7)点击"点火"按钮,火焰被点燃。

(8)将进样管放入空白标样中,点击"能量"→"自动能量平衡",当"关闭"变黑后点击"关闭";点击"校零"→"测量"→"开始"做标准曲线(做标样时要等数据稳定后再开始),标准曲线绘制完成后测量样品。注意,每做一个样品前都要清洗进样管。

(9)保存或打印测量结果。

(10)如需测量下一个元素,先遮住探头(在原子化室左侧)临时熄火,将进样管拿出(不吸水)后再点击"元素灯"→"确定",重复步骤(3)。

(11)测试完成后,先关闭乙炔瓶总阀,当火焰熄灭后再关闭空压机。

(12)关闭 AAwin 操作软件,关闭电源主机,关闭计算机和稳压器电源。

【注意事项】

(1)熄火时一定要最先关乙炔瓶总阀。

(2)空压机连续工作 4 h 以上要放水,放水时一定要先将火焰熄灭。

(3)乙炔瓶内压力不足 0.4 MPa 时要更换乙炔,更换乙炔后一定要给钢瓶试漏。

实验十五　分光光度法测定海带中碘的含量

一、实验目的

熟悉分光光度法测定海带中碘的含量的方法,掌握分光光度法测定海带中碘的含量的原理。

二、实验原理

将海带在碱性条件下灰化,其中的碘会生成碘化物。碘化物在酸性条件下被重铬酸钾氧化,析出游离碘,游离碘在三氯甲烷中呈紫红色,在 510 nm 波长下测定其吸光度值,以标准曲线法定量。

三、仪器与试剂

1. 仪器

烧杯若干,容量瓶若干,移液管若干,洗耳球,分光光度计,1 cm 玻璃比色皿,分液漏斗,瓷坩埚,高温电炉,分析天平等。

2. 试剂

实验用水均为去离子水,所有器皿均用稀硝酸浸泡过夜,依次用自来水和去离子水洗净烘干。

(1)10 mol/L 的氢氧化钾溶液。

(2)硫酸(分析纯)。

(3)0.03 mol/L 的重铬酸钾溶液。

(4)三氯甲烷(分析纯)。

四、实验步骤

1. 样品处理

准确称取均匀切碎的海带试样 0.20～0.30 g,移入瓷坩埚中,加入 10 mol/L 的氢氧化钾溶液 1 mL,置于电炉上炭化,然后置于 600 ℃的高温炉中灰化45 min,取出放至室温。以 40 mL 水分数次洗涤坩埚内容物,将洗涤液一并转入漏斗中,同时做灰化空白。

2. 测定

如表 1 所示,在 7 个已编号的分液漏斗中分别加入水和碘标准溶液。在加有标准品和样品液的分液漏斗中,依次加入 10 mol/L 的氢氧化钾溶液 1.0 mL、硫酸 0.5 mL 和 0.03 mol/L 的重铬酸钾溶液 10 mL。摇匀,放置 30 min,分别加入 10 mL 的三氯甲烷,振摇提取 1 min,通过棉花栓过滤三氯甲烷层,用玻璃比色皿在 510 nm 吸收波长处,以空白试剂调零,分别测定标准系列和样品的吸光度值。用标准系列中碘的毫克数与其相应的吸光度值绘制标准曲线或进行线性回归。根据样品的吸光度值,从标准曲线上查出相应的碘含量,计算每千克海带中的碘含量。

表 1　　　　　　　　　　样品溶液和碘标准溶液的配制

编号	1	2	3	4	5	6	7
水(mL)	40	38	36	34	32	30	0
样品溶液(mL)	0	0	0	0	0	0	40
碘标准溶液(mL)	0	2	4	6	8	10	0
氢氧化钾溶液(mL)	1	1	1	1	1	1	0
硫酸(mL)	0.5	0.5	0.5	0.5	0.5	0.5	0.5
重铬酸钾溶液(mL)	10	10	10	10	10	10	10
三氯甲烷(mL)	10	10	10	10	10	10	10

五、数据处理

样品中碘含量的计算公式为:

$$X = \frac{m_1}{m}$$

式中,X 为样品中碘的含量,单位为 g/kg;m_1 为由标准曲线上查出的样品溶液的含碘量,单位为 mg;m 为样品的质量,单位为 g。

六、注意事项

(1)海带样品应切碎混匀后称量,放入坩埚前应先置于电炉上炭化,然后再放入高温炉中灰化。

(2)在配制碘标准溶液和转入样液前,应先检查所用的分液漏斗是否漏液,避免在用三氯甲烷振摇提取时,标准溶液和样品中的碘损失。

【思考题】

(1)可否用其他氧化剂替代重铬酸钾？

(2)不进行炭化就直接灰化会出现什么问题？

(3)将 10 mol/L 的氢氧化钾溶液换成浓硫酸是否可以？

实验十六　直接滴定法测定食品中的还原糖含量

一、实验目的

学习和掌握食品中还原糖测定的原理和方法,了解食品样品的处理方法。

二、实验原理

样品先经前处理提取还原糖,方法是在加热条件下,以次甲基蓝为指示剂,用还原糖标准溶液标定碱性酒石酸铜溶液,再用已除去蛋白质的样品溶液直接滴定标定过的碱性酒石酸铜溶液,样品中的还原糖与酒石酸钾钠铜反应,生成红色的氧化亚铜沉淀。达到终点时,稍微过量的还原糖将蓝色的次甲基蓝还原为无色,根据样液消耗体积,计算还原糖量。

三、仪器与试剂

1. 仪器

碱式滴定管,电炉,玻璃珠,锥形瓶,容量瓶若干。

2. 试剂

(1)碱性酒石酸铜标准溶液(斐林试剂):

①甲液:称取 23.10 g 五水合硫酸铜($CuSO_4 \cdot 5H_2O$)及 0.05 g 次甲基蓝溶于水中,并稀释至 100 mL。

乙液:称取 115.33 g 酒石酸钾钠及 33.30 g 氢氧化钠溶于水中,用水稀释至 1000 mL,贮存于橡胶塞玻璃瓶中。

临用时,将一定量的甲液与乙液等体积混合,摇匀,硫酸铜与氢氧化钠作用立即生成蓝色的氢氧化铜沉淀,很快再与酒石酸钾钠反应,生成深蓝色的可溶性酒石酸钾钠铜配合物。

(2)乙酸锌溶液:称取 21.9 g 乙酸锌,加入 3 mL 冰乙酸,加水溶解并稀释至 100 mL。

(3)亚铁氰化钾溶液(106 g/L):称取 10.6 g 亚铁氰化钾,加水溶解并稀释至 100 mL。

(4)葡萄糖标准溶液:精密称取 7.0000 g 经过 98～100 ℃干燥至恒量的纯葡萄糖,加水溶解,并以水稀释至 1000 mL。此溶液每毫升中含有 7 mg 葡萄糖。

四、实验步骤

1.样品处理

称取样品 5 g 置于小烧杯中,加 40 mL 水,40 ℃微热溶解,冷却后加入 40 mL 水,调节 pH 值至中性,加水定容至 100 mL,过滤后收集滤液,即为样品溶液。

2.标定碱性酒石酸铜溶液

吸取 5.0 mL 碱性酒石酸铜甲液及 5.0 mL 乙液,置于 150 mL 锥形瓶中,加入 10 mL 水,再加入 2 粒玻璃珠,置于电炉上加热至沸腾(要求控制在 2 min 内沸腾),然后趁热以每秒 1 滴的速度继续滴加葡萄糖标准溶液,直至溶液蓝色刚好褪去为终点,记录消耗的葡萄糖溶液的总体积。同法平行操作 3 次,取其平均值,计算每 10 mL(甲液、乙液各 5 mL)碱性酒石酸铜溶液相当于葡萄糖的质量(单位:mg),即还原糖因数 f。

3.样品溶液预测

吸取 5.0 mL 碱性酒石酸铜甲液及 5.0 mL 乙液,置于 150 mL 锥形瓶中,加入 10 mL 水,再加入 2 粒玻璃珠,摇匀,在电炉上 2 min 内加热至沸腾,趁热以先快后慢的速度从滴定管中滴加试样溶液,并保持溶液处于沸腾状态,待溶液颜色变浅时,以每两秒 1 滴的速度迅速滴定,直至溶液蓝色刚好褪去为终点,记录消耗样品溶液的体积。

4.样品溶液测定(精确滴定)

吸取 5.0 mL 碱性酒石酸甲液及 5.0 mL 乙液,置于 150 mL 锥形瓶中,加入 10 mL 水,再加入 2 粒玻璃珠,从滴定管加入比预先测定体积少 1 mL 的样品溶液,在 2 min 内加热至沸腾,趁沸以每两秒 1 滴的速度迅速滴定,直至溶液蓝色刚好褪去为终点,记录消耗样品溶液的体积,同法平行操作 3 次,求出消耗体积的平均值。

五、数据处理

样品中还原糖含量的计算公式如下:

$$还原糖的含量\omega = \frac{m}{m \times \dfrac{V}{250} \times 1000} \times 1000$$

式中,ω 为样品中还原糖的含量,单位为 g/100 g;A 为碱性酒石酸铜溶液相当于某种还原糖的质量,单位为 g/mL;m 为样品质量,单位为 mg;V 为测定时平均消耗样品溶液的体积,单位为 mL。

六、注意事项

(1)菲林试剂的甲、乙两液应分别配制和储存。

(2)避免红色氧化亚铜的干扰(用亚铁氰化钾去除)。

(3)滴定时保持沸腾状态。

(4)样液测定前需做浓度预测(还原糖浓度的1%)。

【思考题】

(1)为什么碱性酒石酸铜溶液的甲液和乙液要临用时再混合?

(2)为什么滴定时要加热煮沸?

实验十七　分子荧光法测定维生素 C 的含量

一、实验目的

了解分子荧光法测定维生素 C 含量的基本原理,熟悉荧光定量分析方法的基本步骤。

二、实验原理

荧光光谱分析法是将光致发光现象应用于物质分析的一种比较灵敏的方法,其定量分析的基本原理是荧光发射强度 F 与下列因素之间存在定量关系:

$$F=2.303 \times K' \times I_0 \times \varepsilon \times b \times c = K \times c$$

A 式中,K' 为常数,取决于荧光物质的量子效率;I_0 为入射光束的强度;ε 为摩尔吸光系数;b 为荧光吸收池厚度;c 为发射荧光物质的浓度。

对于某一荧光物质的稀溶液,在一定波长和一定强度的光照下,当液层厚度不变时,荧光强度与该溶液中荧光物质的浓度成正比,关系式为:$F=K \times c$。

维生素 C 又名"抗坏血酸",可被药用炭氧化为脱氢型抗坏血酸,在乙酸钠环境中,脱氢型抗坏血酸可与邻苯二胺缩合成蓝色荧光物质,以 365 nm 波长的光源激发该缩合物,可在 429 nm 处测量其荧光强度,荧光强度与一定范围内的维生素 C 浓度成正比。

三、仪器与试剂

1.仪器

荧光分光光度计,1 cm 石英比色皿,50 mL 棕色容量瓶若干,1 mL、2 mL、10 mL 移液管若干,洗耳球等。

2.试剂

(1)1％的草酸溶液(质量/体积)。

(2)50％的乙酸钠溶液(质量/体积)。

(3)3％～50％的醋酸钠溶液(质量/体积)。

(4)0.2 g/L 的邻苯二胺溶液(临用现配)。

(3)0.1％的 2,6-二氯酚靛酚溶液:系将 50 mg 的 2,6-二氯酚靛酚和 50 mg

碳酸氢钠溶于 50 mL 水中配制而成。

(4)维生素 C 标准溶液:储备液的维生素 C 浓度为 100 mg/L,用储备液配制成标准溶液系列,均以 1%的草酸为溶剂。

(5)2%的硫脲溶液:临用现配。

四、实验步骤

1.工作曲线的绘制

取 50 mL 棕色容量瓶 8 只,分别加入 100 mg/L 的维生素 C 标准溶液 0.10 mL、0.40 mL、0.80 mL、1.60 mL 各两份;分别逐滴加入 0.1%的 2,6-二氯酚靛酚溶液至样品溶液显微红色,再加入 2~3 滴 2%的硫脲使红色褪去,再向其中一组溶液中加入 2 mL 硼酸-乙酸钠溶液(空白系列),另一组中加入乙酸钠溶液 2 mL,在避光条件下不断振摇 15 min;再加入 0.2 g/L 的邻苯二胺溶液 6.00 mL,摇匀,于暗处放置 40~45 min,用 1%的草酸溶液定容至标线,然后以 365 nm 的光激发,在 429 nm 处测量荧光强度,以荧光强度(扣除空白)为纵坐标,以浓度为横坐标绘制工作曲线。

2.待测试样的测定

与步骤 1 同时进行,取未知液适量,按上述步骤操作并测量荧光强度,平行测定两份,从工作曲线上查得待测液的浓度,并计算待测液中维生素 C 的含量。

五、注意事项

生成的荧光物质见光易分解,实验过程中要注意避光。

【思考题】

(1)荧光分光光度计与紫外-可见分光光度计的结构和操作有何异同?

(2)为什么 0.2 g/L 的邻苯二胺溶液要临用现配?

(3)为什么 2%的硫脲溶液要临用现配?

实验十八　凯氏定氮法测定食品中粗蛋白质的含量

一、实验目的

掌握凯氏定氮法的基本原理,掌握其基本操作,了解食品中蛋白质的含量。

二、实验原理

蛋白质是含氮的有机化合物,将食品样品与硫酸和催化剂一同加热消化,可使蛋白质分解,产生的氨与硫酸结合生成硫酸铵。然后碱化蒸馏,使氨游离,用硼酸吸收后,再以硫酸或盐酸标准溶液滴定。根据酸的消耗量求得样品中的含氮量,再乘以蛋白质换算系数,即为粗蛋白质的含量。相关反应方程式为:

$$(NH_4)_2SO_4 + 2NaOH = 2NH_3 + 2H_2O + Na_2SO_4$$

$$2NH_3 + 4H_3BO_3 = (NH_4)_2B_4O_7 + 5H_2O$$

$$(NH_4)_2B_4O_7 + 2HCl + 5H_2O = 2NH_4Cl + 4H_3BO_3$$

三、仪器与试剂

1.仪器

烧杯,锥形瓶,容量瓶若干,移液管若干,洗耳球,凯式定氮装置,铁架台,电炉,电子分析天平,消煮炉,酸式滴定装置等。

2.试剂

(1)硫酸钾(分析纯)。

(2)去离子水。

(3)硫酸(分析纯)。

(4)硫酸铜(分析纯)。

(5)甲基红指示剂。

(6)2 g/L 的硼酸溶液。

(7)400 g/L 的氢氧化钠溶液。

(8)0.025 mol/L 的硫酸标准溶液。

(9)样品。

四、实验步骤

1. 消化

精密称取样品 1.0 g 左右,放入干燥的 250 mL 消化管中,加入 0.4 g 硫酸铜、7 g 硫酸钾和 10 mL 硫酸。先 200 ℃ 炭化,待泡沫不再出现后提高温度到400 ℃,加热至液体沸腾,待瓶内液体呈蓝绿色透明后,再继续加热 0.5 h。冷却后加入 20 mL 水,移入 100 mL 容量瓶中,用少量水洗涤消化管 2～3 次,洗液合并于容量瓶中定容。

2. 蒸馏

连接凯氏定氮装置,于水蒸气发生瓶内装水至 2/3 处,加甲基红指示剂数滴及数毫升硫酸,保持水呈酸性。加入数粒玻璃珠以防暴沸,调节火力,加热煮沸水蒸气发生瓶内的水。

3. 吸收

向吸收瓶内加入 2 g/L 硼酸溶液 20 mL 及混合指示剂 2 滴,并使冷凝管下端插入液面以下,吸取 10 mL 样品消化稀释液,由进样口送入反应室,并以 10 mL 水洗涤进样口,使其流入反应室内。将 400 g/L 的氢氧化钠溶液 10 mL 倒入进样口,立即夹紧螺旋夹,并加入少量蒸馏水,密封进样口。当蒸气通入反应室时,准确计时,反应产生的氨气通过冷凝管进入吸收瓶,蒸馏 5 min,移动吸收瓶,使冷凝管下端离开液面,再蒸馏 1 min,然后用少量水冲洗冷凝管下端外部,取下吸收瓶。

停止加热,使反应室内的液体进入汽水分离器,打开进样口的螺旋夹,将汽水分离器内的液体放出。再向反应室内加入蒸馏水,夹紧螺旋夹,再次进行加热至水蒸气放出,停止加热,使反应室内的水进入汽水分离器,进行洗涤。

4. 滴定

用 0.025 mol/L 的硫酸标准溶液滴定吸收液至灰色。

五、数据处理

样品中粗蛋白质的含量按下式计算:

$$X = \frac{c \times V \times 14\ \text{g/mol} \times 5.71}{m} \times 100\%$$

式中,X 为样品中蛋白质的含量,用百分数表示;c 为硫酸标准溶液的浓度,单位为 mol/L;V 为样品消化液消耗硫酸标准溶液的体积,单位为 mL;m 为样品的质量,单位为 g。

六、注意事项

(1)在消化过程中,添加少量的硫酸钾与硫酸反应生成硫酸氢钾,可以加速样品的消化。

(2)加入的氢氧化钠是否足量,可根据硫酸铜在碱性情况下生成的褐色沉淀或深蓝色的铜氨络合离子来判断,若溶液的颜色不改变,则说明所加的碱量不足。

(3)蒸馏时,蒸气发生应均匀、充足,蒸馏中途不得停火断气,否则会发生倒吸。加碱要足量,动作要快,防止生成的氨气逸散损失。

(4)滴定通常用的混合指示剂有 0.1% 的甲基红乙醇溶液与 0.1% 的溴甲酚绿乙醇溶液,按 1:5 的体积混合,酸性显酒红色,碱性显绿色,变色点 pH 值为 5.1。

【思考题】

(1)计算式中的 5.71 是什么?

(2)0.025 mol/L 的硫酸标准溶液如何标定?

实验十九　分子荧光法测定维生素 B_2 的含量

一、实验目的

掌握用标准曲线法定量分析维生素 B_2 含量的基本原理,了解荧光分光光度计的基本原理、结构及性能,掌握其基本操作。

二、实验原理

维生素 B_2 溶液在 $430\sim440$ nm 蓝光的照射下可发出绿色荧光,荧光峰在 535 nm 附近。维生素 B_2 在 pH 值为 $6\sim7$ 的溶液中荧光强度最大,而且其荧光强度与维生素 B_2 溶液的浓度呈线性关系,因此可以用荧光光谱法测定维生素 B_2 的含量。维生素 B_2 在碱性溶液中经光线照射会发生分解而转化为另一种物质——光黄素,光黄素也是一种能发荧光的物质,其荧光强度比维生素 B_2 强得多,故测量维生素 B_2 的荧光强度时溶液要控制在酸性范围内,且在避光条件下进行。

三、仪器与试剂

1.仪器

荧光分光光度计,1 cm 石英比色皿,50 mL 容量瓶若干,移液管若干,洗耳球等。

2.试剂

(1)维生素 B_2 标准溶液(10.0 μg/mL,已加乙酸)。

(2)去离子水。

四、实验步骤

1.系列标准溶液和待测溶液的配制

取维生素 B_2(10.0 μg/mL)标准溶液 1.00 mL、2.00 mL、3.00 mL、4.00 mL、5.00 mL,分别置于 50 mL 的容量瓶中,标定,摇匀。取 2.00 mL 待测溶液于 50 mL 的容量瓶中,标定,摇匀。

2.激发光谱和荧光发射光谱的绘制(用 0.6 μg/mL 的标准溶液)

设置$\lambda_{Em}=520$ nm 为发射波长,在 $250\sim400$ nm 的范围内扫描,记录发射

波长强度和激发波长的关系曲线,便得到激发光谱。记录最大激发波长,设置 λ_{Ex} 为最大激发波长(即 371 nm),在 400~600 nm 的范围内扫描,记录发射强度与发射波长间的函数关系,便得到荧光发射光谱。从荧光发射光谱上找出其最大的发射波长 λ_{Em} 和荧光强度。

3.标准溶液及样品的荧光测定

将激发波长固定在 371 nm,荧光发射波长为 521 nm,测量上述系列标准溶液的荧光发射强度,按浓度从低到高的顺序测定。在同样条件下测定未知溶液的荧光强度,并由标准曲线确定未知试样中维生素 B_2 的含量。

五、数据处理

样品中维生素 B_2 的含量按下式计算:

$$\omega = \frac{[F_2 - F_{2(0)}] \times 100 \times f}{[F_1 - F_{1(0)}] \times m}$$

式中,ω 为样品中维生素 B_2 的含量,单位为 mg/100g;m_1 为标准溶液中维生素 B_2 的含量,单位为 mg;F_1 为用于测定标准溶液的荧光值;$F_{1(0)}$ 为标准溶液的空白荧光值;F_2 为样品溶液的荧光值;$F_{2(0)}$ 为样品溶液的空白荧光值;f 为样品的稀释倍数。

六、注意事项

(1)维生素 B_2 在碱性溶液中经光线照射会发生分解而转化为光黄素,光黄素的荧光强度比核黄素强得多,故测维生素 B_2 的荧光强度时溶液要控制在酸性范围内,且整个过程都要避光。

(2)维生素 B_2 可被连二亚硫酸钠还原成无荧光型,但摇动后很快就被空气氧化成荧光物质,所以要立即测定。

【思考题】

(1)影响维生素 B_2 荧光强度的因素有哪些?

(2)荧光分光光度计的日常维护需要注意什么?

实验二十　高效液相色谱法测定饮料中的咖啡因含量

一、实验目的

学习高效液相色谱仪的操作,了解高效液相色谱法测定咖啡因含量的基本原理,掌握用高效液相色谱法进行定性及定量分析的基本方法。

二、基本原理

咖啡因又称"咖啡碱",是由茶叶或咖啡中提取的一种生物碱,属黄嘌呤衍生物,化学名称为"1,3,7-三甲基黄嘌呤"。咖啡因能兴奋大脑皮层,使人精神兴奋。咖啡中含有 1.2%～1.8% 的咖啡因,茶叶含有 2.0%～4.7% 的咖啡因,可乐饮料、复方阿司匹林片等中也含有咖啡因。咖啡因的分子式为 $C_8H_{10}O_2N_4$,定量测定咖啡因的传统分析方法是采用萃取分光光度法;用反相高效液相色谱法将饮料中的咖啡因与其他组分(如单宁酸、咖啡酸、蔗糖等)分离后,将已配制的浓度不同的咖啡因标准溶液送入色谱系统,如流动相流速和泵的压力在整个实验过程中是恒定的,则测定它们在色谱图上的保留时间 t_R 和峰面积 A 后,可直接用 t_R 定性,用峰面积 A 作为定量测定的参数,采用工作曲线法(即外标法)测定饮料中的咖啡因含量。

三、仪器与试剂

1. 仪器

高效液相色谱仪(紫外检测器或二极管阵列检测器),C_{18} 色谱柱(250 mm×4.6 mm,5 μm),移液管若干,容量瓶若干,洗耳球,自动进样器或液相色谱进样器。

2. 试剂

(1)流动相:30% 的甲醇(色谱纯)+70% 的高纯水(流动相进入色谱系统前,用超声波发生器脱气 10 min)。

(2)咖啡因标准贮存溶液:将咖啡因在 110 ℃下烘干 1 h,准确称取 0.1000 g 咖啡因,用二次蒸馏水溶解,定量转移至 100 mL 容量瓶中,并稀释至标线。标样浓度为 1000 $\mu g/mL$。

(3)测饮料试液:可乐、茶水、速溶咖啡、咖啡奶茶均可。

四、实验步骤

(1)用标准贮备液配制质量浓度分别为 20 $\mu g/mL$、40 $\mu g/mL$、60 $\mu g/mL$、80 $\mu g/mL$ 的标准系列溶液(分别取 1 mL、2 mL、3 mL、4 mL 稀释为 50 mL)。

(2)设定高效色谱仪的参数:泵的流速为 1.0 mL/min,检测波长为 275 nm,进样量为 10 μL,柱温为室温。

(3)仪器基线稳定后,进咖啡因标准样,浓度由低到高。

(4)样品处理如下:

①可乐:将约 25 mL 可乐置于一个容量 100 mL 的洁净、干燥的烧杯中,剧烈搅拌 30 min,或用超声波脱气 5 min,以赶尽可乐中的二氧化碳。

②速溶咖啡或咖啡奶茶:准确称取 0.04 g 速溶冲剂,用 90 ℃ 的蒸馏水溶解,冷却后待用。

③茶水:准确称取 0.04 g 茶叶,用 20 mL 蒸馏水煮沸 10 min,冷却后取上层清液,并按此步骤重复操作一次。

将上述 3 种样品分别转移至 50 mL 的容量瓶中,并定容至标线。

(5)上述 3 份样品溶液分别进行干过滤(即用干漏斗、干滤纸过滤),弃去前过滤液,取后面的过滤液,用 0.45 μm 的过滤膜(0.22 μm 的过滤膜也可以)过滤后备用。

(6)另取 5 mL 可乐、咖啡饮料、咖啡奶茶或茶水,用 0.45 μm 的过滤膜(0.22 μm 的过滤膜也可以)过滤后,注入 2 mL 样品瓶中备用。

(7)用高效液相色谱仪检测样品处理液,保留时间定性,峰面积定量,用外标法计算样品浓度。

五、结果处理

(1)测定每一个标准样的保留时间(进样标记至色谱峰顶尖的时间)和峰面积。

(2)用标准品的浓度和峰面积绘制标准曲线。

(3)确定样品中咖啡因的出峰时间和峰面积。

(4)根据标准方程,求出样品中咖啡因的浓度。

六、注意事项

(1)不同的可乐、茶叶、咖啡中咖啡因含量不同,称取的样品量可酌量增减。

(2)若样品和标准溶液需保存,应置于冰箱中。

(3)为获得良好结果,标准和样品的进样量要严格保持一致。

【思考题】

(1)用标准曲线法定量的优缺点是什么?

(2)根据结构式,咖啡因能用离子交换色谱法分析吗?为什么?

实验二十一 酒石酸亚铁分光光度法测定茶叶中茶多酚的含量

一、实验目的

掌握可见分光光度法测定茶叶中茶多酚含量的原理和方法,熟悉样品溶液的制备方法,了解测定茶叶中茶多酚含量的卫生学意义和注意事项。

二、实验原理

茶叶中的茶多酚用热水浸提,在 pH 值为 7.5 的磷酸盐缓冲液中,与酒石酸亚铁作用生成蓝紫色配合物,配合物颜色的深浅与溶液中茶多酚的含量成正比,用可见分光光度计测定其吸光度,根据吸光度等于 0.50 时(用 1.0 cm 比色皿)每毫升样品溶液中相当于含茶多酚 1.957 mg 的换算关系,计算茶多酚的含量。

三、仪器与试剂

1. 仪器

分析天平,可见分光光度计,1.0 cm 比色皿,水浴锅,200 mL 锥形瓶,容量瓶若干,刻度吸管若干,洗耳球,漏斗等。

2. 试剂

(1)酒石酸亚铁溶液:称取 0.50 g 硫酸亚铁和 2.50 g 四水合酒石酸钾钠 ($C_{14}H_4O_6KNa \cdot 4H_2O$),用水溶解并稀释至 500 mL(低温保存,有效期 10 日)。

(2)硫酸氢二钠溶液:称取 11.95 g 十二水合磷酸二氢钠($Na_2HPO_4 \cdot 12H_2O$),加水溶解后稀释至 500 mL。

(3)磷酸二氢钾溶液:称取经 110 ℃ 烘干 2 h 的硫酸二氢钾(KH_2PO_4) 4.54 g,加水溶解后稀释至 5000 mL。

(4)pH 值 7.5 的磷酸盐缓冲溶液:取上述磷酸氢二钠溶液 85.0 mL 和磷酸氢二钾溶液 15.0 mL,混合均匀。

实验所用试剂均为分析纯,实验用水均为蒸馏水。

四、实验步骤

1. 样品处理

称取 0.5000 g(准确至 0.0001 g)磨碎干燥的样品于 200 mL 锥形瓶中,加沸腾蒸馏水 70～80 mL,立即移入沸水浴中,浸提 30 min(每隔 10 min 摇动一次)。浸提完毕后,立即趁热减压过滤。滤液移入 100 mL 容量瓶中,残渣用少量热蒸馏水洗涤 2～3 次,并将滤液滤入上述容量瓶中,冷却后用蒸馏水稀释至标线,摇匀,作为样品溶液。

2. 样品测定

准确吸取样品溶液 1.00 mL,移入 25 mL 比色管中,加入 4.0 mL 水和 5.0 mL 酒石酸亚铁溶液,充分混匀,再加入 pH 值为 7.5 的磷酸盐缓冲溶液至刻度,摇匀。同时以蒸馏水代替样品溶液作为空白试剂。用 1.0 cm 的比色皿,于 540 nm 波长处以空白试剂为参比,测定吸光度。

五、数据处理

按下式计算茶叶中茶多酚的含量:

$$\omega = A \times 1.957 \times 2 \times \left(\frac{V_1}{V_2} \times m \right)$$

式中,ω 为茶叶中茶多酚的含量,单位为 mg/g;V_1 为样品溶液的总体积,单位为 mL;V_2 为测定时吸取的样品溶液体积,单位为 mL;A 为测得的吸光度;1.957 为吸光度等于 0.5 时每毫升样品溶液中茶多酚的含量(1.0 cm 比色皿),单位为 mg;m 为样品质量,单位为 g。

六、注意事项

(1)茶叶样品用孔径 600～1000 μm 的磨碎机磨碎,于 120 ℃下干燥至恒重,混匀。

(2)茶多酚遇强光时容易被氧化聚合,在浸提和测定过程中要避免强光照射。

【思考题】

(1)测定过程中为何要避免强光照射?

(2)本实验为何不采用标准曲线法定量分析?

实验二十二 格里斯试剂法测定食品中亚硝酸盐的含量

一、实验目的

掌握用分光光度法测定食品中亚硝酸盐含量的基本原理和方法,熟悉食品中亚硝酸盐含量的卫生标准及其测定意义。

二、实验原理

样品经沉淀蛋白质,除去脂肪后,在弱酸性条件下亚硝酸盐与对氨基苯磺酸重氮化后,再与盐酸萘乙二胺耦合形成紫红色染料,于 538 nm 波长处测定吸光度,与标准比较定量,可测得亚硝酸盐的含量。

三、仪器与试剂

1.仪器

分析天平,电炉,烧杯,漏斗,容量瓶若干,移液管若干,洗耳球,超声波清洗器,恒温干燥箱,分光光度计,1 cm 玻璃比色皿。

2.试剂

(1)106 g/L 的亚铁氰化钾溶液:称取 106.0 g 三水合亚铁氰化钾[$K_4Fe(CN)_6 \cdot 3H_2O$],去离子水溶解,并稀释至 1000 mL。

(2)220 g/L 的乙酸锌溶液:称取 220.0 g 二水合乙酸锌[$Zn(CH_3COO)_2 \cdot 2H_2O$]。先加 30 mL 冰醋酸溶解,再用水稀释至 1000 mL。

(3)50 g/L 的饱和硼砂溶液:称取 5.0 g 十水合硼酸钠[$Na_2B_4O_7 \cdot 10H_2O$],溶于 100 mL 水中,冷却后备用。

(4)4 g/L 的对氨基苯磺酸溶液:称取 0.4 g 对氨基苯磺酸($C_6H_7NO_3S$),溶于 100 mL 的 20%盐酸中,混匀后置于棕色瓶中,避光保存。

(5)2 g/L 的盐酸萘乙二胺溶液:称取 0.2 g 盐酸萘乙二胺,溶于 100 mL 水中,混匀后置于棕色瓶中,避光保存。

(6)200 μg/mL 的亚硝酸钠标准溶液:准确称取 0.1000 g 在 110~120 ℃下干燥

至恒重的亚硝酸钠,用少量水溶解后转移至 500 mL 的容量瓶中,并定容至标线。

(7)亚硝酸钠标准使用液:临用前吸取亚硝酸钠标准溶液 5.00 mL,置于 100 mL 容量瓶中,用水稀释至标线。

四、实验步骤

1.样品处理

准确称取 5 g 混匀的样品,置于 50 mL 烧杯中,加入 12.5 mL 硼酸饱和液,混匀搅拌,用 50～60 ℃ 的水(约 300 mL)将试样转移至 500 mL 的容量瓶中,置超声波清洗器中超声提取 20 min。在提取液中,一边转动,一边加入 5 mL 亚铁氰化钾溶液,摇匀,再加入 5 mL 乙酸锌溶液,以沉淀蛋白质。加水至标线,摇匀,放置 0.5 h 除去上层脂肪,清液用滤纸过滤,弃去初滤液 30 mL,滤液备用。同时做空白对照。

2.绘制标准曲线

吸取 0.00 mL、0.20 mL、0.40 mL、0.60 mL、0.80 mL、1.00 mL、1.50 mL、2.00 mL、2.50 mL 亚硝酸钠标准使用液(相当于 0.0 μg、1.0 μg、2.0 μg、3.0 μg、4.0 μg、5.0 μg、7.5 μg、10.0 μg、12.5 μg 亚硝酸钠),分别置于 50 mL 容量瓶中。加入 2 mL 4 g/L 的对氨基苯磺酸溶液,混匀,静置 3～5 min 后加入 2 g/L 的盐酸萘乙二胺溶液 1 mL,加水至标线,混匀,静置 15 min,用 2 cm 比色皿,以零管调节零点,于波长 538 nm 处测定吸光度并绘制标准曲线。

3.样品测定

分别吸取 40 mL 空白及样品滤液于 50 mL 容量瓶中,加入 2 mL 4 g/L 的对氨基苯磺酸溶液,混匀,静置 3～5 min 后加入 1 mL 2 g/L 的盐酸萘乙二胺溶液,加水至标线,混匀,静置 15 min,用 2 cm 比色皿,以零管调节零点,于波长 538 nm 处测定吸光度。

五、数据处理

亚硝酸盐(以亚硝酸盐计)的含量按下式计算:

$$\omega = \frac{A \times 1000}{m \times \dfrac{V_1}{V_0} \times 1000}$$

式中,ω 为试样中亚硝酸盐的含量,单位为 mg/kg;A 为测定用样液中亚硝酸盐的质量,单位为 μg;V_1 为测定用样液体积,单位为 mL;V_0 为试样处理液总体积,单位为 mL;m 为样品质量,单位为 g。计算结果保留两位有效数字。

【思考题】

(1)样品提取液中加入亚铁氰化钾和乙酸锌溶液的作用是什么?

(2)对于红色食物样品(如山楂糕)该怎样处理?

实验二十三 用 pH 计测定饮料的 pH 值

一、实验目的

了解 pH 计的构造和测定溶液 pH 值的原理,学会用 pH 计测定饮料 pH 值的方法。

二、实验原理

pH 计主要由参比电极(饱和甘汞电极)、测量电极(玻璃电极)和精密电位计三部分组成,现简介如下:

(1)饱和甘汞电极:由金属汞、氯化亚汞和饱和氯化钾溶液组成,电极反应方程式是:

$$Hg_2Cl_2 + 2e^- \Longrightarrow 2Hg + 2Cl^-$$

甘汞电极的电势不随溶液的 pH 值变化而变化,在一定温度和浓度下是一定值,如在 25 ℃时为 0.245 V。

(2)玻璃电极:玻璃电极的电极电势随溶液 pH 值的变化而改变。它的主要部分是头部的玻璃球泡,由特殊的敏感玻璃膜制成。薄玻璃膜对氢离子有敏感作用,当它浸入被测溶液内时,被测溶液的氢离子可与电极玻璃球泡表面的水化层进行离子交换,使玻璃球泡内层也产生电极电势。由于内层氢离子浓度不变,而外层氢离子浓度改变,因此,内外层的电势差也在变化,所以该电极电势随待测溶液的 pH 值不同而改变。

(3)将玻璃电极和甘汞电极一起浸在被测溶液中组成电池,并连接精密电位计。此时,甘汞电极为正极,玻璃电极为负极,即可测定电池的电动势 E,计算公式为:

$$E = E_{正} - E_{负} = E_{甘汞} - E_{玻璃} = 0.245 - E_{\theta玻璃} + 0.0591pH$$

整理可得:$pH = \dfrac{E + E_{\theta玻璃} - 0.245}{0.0591}$,从而得出 pH 值。

三、仪器与试剂

1. 仪器

pH 计,小烧杯,移液管若干,洗耳球等。

2. 试剂

(1)pH 值为 0.003 的邻二苯二甲酸氢锂缓冲液。

(2)pH 值为 9.128 的硼砂缓冲液。

(3)pH 值为 6.864 的混合磷酸盐缓冲液。

(4)醋酸-醋酸钠混合溶液。

(5)饮料样品。

四、实验步骤

(1)打开电源开关,按"pH/mV"键,进入 pH 测定状态;按"温度"键,使显示溶液温度值(25 ℃),然后按"确认"键,仪器确定溶液温度后回到 pH 值测量状态。

(2)把蒸馏水清洗过的电极插入 pH 值为 6.86 的标准缓冲溶液中,待读数稳定后按"定位"键(此时 pH 指示灯慢闪烁,表明仪器处在定位标定状态),调节读数为该溶液当时温度下的 pH 值,然后按"确认"键,仪器进入 pH 测定状态,pH 指示灯停止闪烁。将电极清洗后插入 pH 值为 4.00 的缓冲溶液中,待读数稳定后,按"校准"键,调至该温度下的 pH 值,按"确认"键,回到 pH 值测定状态,校准结束。测量醋酸-醋酸钠混合溶液的 pH 值,测 3 次。

(3)把蒸馏水清洗过的电极插入 pH 值为 6.86 的标准缓冲溶液中,待读数稳定后按"定位"键(此时 pH 指示灯慢闪烁,表明仪器处在定位标定状态),调节读数为该溶液当时温度下的 pH 值,然后按"确认"键,仪器进入 pH 测定状态,pH 指示灯停止闪烁。将电极清洗后插入 pH 值为 9.128 的缓冲溶液中,待读数稳定后,按"校准"键,调至该温度下的 pH 值,按"确认"键,回到 pH 测定状态,校准结束。测量饮料样品的 pH 值,测 3 次,取平均值。

五、注意事项

(1)要特别注意保护玻璃电极,轻拿轻放。

(2)每次更换测定液前,要将电极用水冲洗干净并擦干。

(3)玻璃电极在使用前要在蒸馏水中浸泡 24 h。

【思考题】

(1)玻璃电极为什么要浸泡在保护液中？

(2)影响仪器平衡时间的因素有哪些？

实验二十四 气相色谱法测定白酒中甲醇的含量

一、实验目的

了解气相色谱仪(火焰离子化检测器)的使用方法,掌握外标法定量的原理,了解气相色谱法在产品质量控制中的应用。

二、实验原理

气相色谱法是一种分离效果好、分析速度快、灵敏度高、操作简单、应用范围广的分析方法。它是以气体为流动相(又称"载气"),当气体携带着欲分离的混合物流经色谱柱中的固定相时,由于混合物中各组分的性质不同,它们与固定相作用力的大小不同,所以组分在流动相与固定相之间的分配系数不同,经过多次反复分配之后,各组分在固定相中滞留时间的长短也不同,与固定相作用力小的组分先流出色谱柱,与固定相作用力大的组分后流出色谱柱,从而实现了各组分的分离。色谱柱后接一检测器,它将各化学组分转换成电信号,用记录装置记录下来,便得到了色谱图。每一个组分对应一个色谱峰。根据组分出峰时间(保留值)可以进行定性分析,峰面积或峰高的大小与组分的含量成正比,可以根据峰面积或峰高大小进行定量分析。

在酿造白酒的过程中,不可避免地会有甲醇产生。根据国家标准(GB 10343—1989),食用酒精中甲醇含量应低于 0.1 g/L(优级)或 0.6 g/L(普通级)。利用气相色谱可分离、检测白酒中的甲醇含量。

外标法也称"标准校正法",是色谱分析中一类应用最广、易于操作、计算简便的定量方法。该方法是通过配制一系列组成与试样相近的标准溶液,按标准溶液谱图,得出每个组分浓度或量与相应峰面积或峰高的校准曲线。按相同色谱条件下的试样色谱图相应组分的峰面积或峰高,根据校准曲线便可求出其浓度或量。但这是一种绝对定量校正法,标样与测定组分为同一化合物,分离、检测条件的稳定性对定量结果影响很大。为获得高定量准确性,对定量校准曲线进行经常性的重复校正是必需的。在实际分析中,可采用单点校正。

本实验对白酒中甲醇含量的测定采用单点校正法,即在相同的操作条件下,分别将等量的试样和含甲醇的标准样进行色谱分析,由保留时间可确定试样中是否含有甲醇,比较试样和标准样中甲醇峰的峰高,可确定试样中甲醇的含量。

三、仪器与试剂

1. 仪器

气相色谱仪(火焰离子化检测器),微量注射器,小烧杯,移液管若干,洗耳球,容量瓶若干等。

2. 试剂

(1)甲醇(色谱纯)。

(2)不含甲醇的乙醇(取 0.5 mL 进样无甲醇峰即可)。

四、实验步骤

1. 标准溶液的配制

用体积分数为 60% 的乙醇水溶液为溶剂,分别配制浓度为 0.1~0.6 g/L 的甲醇标准溶液。

2. 设定气相色谱参数:

(1)色谱柱:HP-5 石英毛细管柱(30 m×0.25 mm×0.25 μm)。

(2)氮气流量:40 mL/min;氢气流量:40 mL/min;空气流量:450 mL/min。

(3)进样量:0.5 μL。

(4)柱温:100 ℃。

(5)检测器温度:150 ℃。

(6)气化室温度:150 ℃。

3. 仪器操作

通载气,启动仪器,设定以上温度条件,待温度升至所需值时,打开氢气和空气,点燃火焰离子化检测器(点火时,氢气的流量可大些),缓缓调节氮气、氢气及空气的流量,至信噪比较佳时为止。待基线平稳后即可进样分析。

4. 标准品与样品检测

在上述色谱条件下进 0.5 μL 标准溶液,得到色谱图,记录甲醇的保留时间和峰面积(或者峰高)。在相同条件下进白酒样品 0.5 μL,得到色谱图,根据保留时间确定甲醇峰,记录峰面积(或者峰高)。根据峰面积或者峰高求出样品中甲醇的含量。

五、注意事项

(1)必须先通入载气,再开电源,实验结束时应先关掉电源,再关载气。

(2)注意气瓶温度不要超过 40 ℃,在 2 m 以内不得有明火。使用完毕立即关闭氢气钢瓶的气阀。

【思考题】

(1)外标法定量的特点是什么? 它的主要误差来源有哪些?

(2)如何检查火焰离子化检测器是否点燃? 分析结束后,应如何关气、关机?

附:GC-2014 气相色谱仪简易操作规程

1.准备

检查电源、气路连接是否通畅,待分析样品是否准备就绪,色谱柱安装是否正确,信号输出线与所用检测器是否连接。

2.开机

(1)开机前检查 UPS 电源是否正常运行,空压机及氢气发生器的硅胶是否正常,氢气发生器的液位以及积水、氮气压力是否足够。室内温度控制在 20 ℃左右。

(2)打开氮气钢瓶阀门,并调节气阀指针至 0.5 MPa,调节气体流量控制表到所需流量。

(3)打开稳压器,待电压稳定后,依次开计算机、GC-2014 仪器电源,进入计算机 Windows 操作系统,在 Gcsolution 实时分析系统状态下联机运行。

3.测试

(1)联机成功后,点击工作站上的"仪器配置及维护"→"系统配置",选择需要使用的部件,并更改色谱柱信息。

(2)点击仪器参数设定,设定进样器、进样口、色谱柱、检测器等各项参数,将方法另存为文件名,点击下载,将信息传送至仪器。

(3)开启系统,预热机器,使用火焰离子化检测器和火焰光度检测器时,待系统就绪后,开启氢气和空气发生器(点火前检查气体发生器是否泄露),打开气相色谱,并手动点火或自动点火(推荐火焰离子化检测器的氢气/空气比约为35 mL∶40 mL,火焰光度检测器的氢气/空气比约为 50 mL∶60 mL),预热至少 30 min。

（4）设置单次进样或批处理，输入样品名、数据名、分析方法、样品瓶位（手动进样为1，不进样为0），并开始分析。

（5）仪器温度到达设定温度后（火焰光度检测器需要打开氢气和空气钢瓶阀门，调节气阀指针分别为0.3 MPa和0.4 MPa，调节气体流量控制表到所需流量，对火焰光度检测器进行点火），打开检测器，待基线运行平稳后，计算机上的在线操作系统显示准备就绪，调节基线零点和斜率，使气相色谱仪基线在规定范围内，然后在样品信息中设定进样量、样品瓶号、进行样品种类，选择数据信息保存位置等，然后点击"开始"图标，进行样品进样，完成样品信息数据采集。手动进样时，进样前点击"开始"图标，计算机上显示"准备就绪"时再进样，并迅速按下控制面板上的"START"键，即可进行样品信息数据采集。

（6）在Gcsolution的解析系统数据分析下设定标准品积分、定量、组分等参数，并作为方法保存下来；在校准曲线下打开保存的标准品方法，在数据文件级别下增加数据文件，并再次保存方法；在批处理表中进行数据文件和方法文件的选择，并开始数据处理，完成数据的计算。

（7）选择好报告模式后加载上数据文件，即可完成报告编制。点击"打印"图标输入数据结果。也可在报告生成器上根据需要设定报告模式。

4.关机

分析结束后，关掉检测器，进入降温程序，同时断开氢气和助燃气，待各部分温度降到40 ℃以下后，退出工作站软件，关闭计算机，关掉气相色谱仪。

实验二十五　高效液相色谱法测定食品中的糖精钠含量

一、实验目的

熟悉高效液相色谱仪的原理、结构和使用方法,掌握用高效液相色谱法测定食品中糖精钠含量的定性及定量方法。

二、实验原理

糖精(邻苯甲酰磺酰亚胺)是我国目前允许使用的人工甜味剂之一。糖精易溶于乙醚,难溶于水,故常使用其钠盐。糖精钠易溶于水,不溶于乙醚。摄入过量糖精钠会对人体健康造成伤害,为此国家制订了糖精钠在食品中的适用范围和最大使用量。用高效液相色谱法可测定糖精钠的含量。酒类或饮料样品经加热除去二氧化碳和乙醇,调 pH 值至近中性,过滤后注入高效液相色谱仪,经反相色谱分离后,用紫外光度检测器检测,测定波长为 230 nm。根据保留时间和峰面积,可对糖精钠进行定性和定量检测。

三、仪器和试剂

1. 仪器

高效液相色谱仪附紫外检测器,C_{18} 色谱柱(250 mm×4.6 mm,5 μm),分析天平,超声波清洗仪,25 mL 平头微量进样器(或自动进样器),水浴锅,微孔过滤器及 0.45 μm 或 0.22 μm 微孔滤膜(水系和有机系)。

2. 试剂

(1)甲醇(色谱纯):经 0.45 μm 滤膜过滤。

(2)0.02 mol/L 的乙酸铵溶液:称取 1.54 g 乙酸铵,加水溶解并稀释至 1 L,经 0.45 μm 滤膜过滤。

(3)氨水(分析纯):经 0.45 μm 滤膜过滤。

四、实验步骤

1.糖精钠标准溶液的配制

准确称量经120 ℃干燥4 h的糖精钠0.0851 g,加少量水溶解,然后转移至100 mL容量瓶中,用水定容至标线,摇匀即得含糖精钠1.00 mg/mL的标准储备液。吸取糖精钠标准储备液2.0 mL于100 mL容量瓶中,加水稀释至标线,即得含糖精钠20.0 μg/mL的标准使用液。

2.色谱条件

流动相:甲醇与0.02 mol/L的乙酸铵溶液的比例为10∶90(可根据色谱柱性能及样品基质适当调节比例),使用前经超声波脱气,流速1.0 mL/L,检测波长230 nm。

3.样品处理

称取红葡萄酒或汽水10.0 g,置于一小烧杯中,水浴加热除去乙醇或二氧化碳,用氨水(1∶1)调pH值至7左右,加水定容至50 mL,经0.45 μg滤膜过滤。

4.色谱分析

取样品处理液和标准溶液各10 μL,按上述色谱条件,分别注入高效液相色谱仪进行色谱分析。

五、数据处理

以标准溶液色谱峰的保留时间为依据进行定性,采用直接比较法或标准曲线法求出样品液中被测物质糖精钠的质量。样品中糖精钠的含量按下式计算:

$$\omega = \frac{A_1 \times \rho \times V}{A_2 \times m \times 1000}$$

式中,ω为样品中糖精钠含量,单位为g/kg;ρ为糖精钠标准溶液的质量浓度,单位为μg/mL;A_1为样品中糖精钠峰面积;A_2为标准溶液中糖精钠峰面积;V为样品溶液总体积;m为样品质量,单位为g。

六、注意事项

(1)流动相使用前必须经过脱气。如果流动相中有气体,在高压下会产生气泡,对样品分离产生影响。

(2)进样时,也要防止带气泡进入,因此用微量注射器吸液时应去除气泡。

(3)实验完毕后要用蒸馏水清洗注射器并晾干。

【思考题】

(1)高效液相色谱法能实现高效的关键是什么?

(2)流动相和样品液使用前为什么要过滤、脱气?

(3)影响高效液相色谱柱的使用寿命的因素有哪些?在实验过程中应注意什么问题?

(4)为什么配制 1.00 mg/mL 糖精钠标准储备液的时候,称取的是 0.0851 g?

实验二十六　面粉中灰分的测定

一、实验目的

掌握灰分的检测方法,了解灰分检测在食品质量检测中的作用。

二、实验原理

把一定量的样品经炭化之后放入马弗炉内灼烧,使有机物被氧化分解,以二氧化碳、氮的氧化物及水的形式逸出,剩下的残留物即为灰分。称量残留物的质量,从而可得到总灰分的含量。

三、实验仪器及试剂

1.仪器:

电子天平(精度为 0.1 mg),马弗炉,电炉,坩埚,干燥器,坩埚钳,棉手套等。

2.试剂

(1)1:4 的盐酸溶液。

(2)0.5%的三氯化铁溶液及等量蓝墨水的混合物。

四、实验步骤:

1.瓷坩埚的准备

将坩埚用 1:4 的盐酸溶液煮 1～2 h,洗净晾干,用三氯化铁与蓝墨水的混合液在坩埚外壁及盖上写编号,置于 500～550 ℃的马弗炉内重度灼烧 1 h,于干燥器中冷却至室温,称重。重复上述过程,直至两次恒重之差小于 0.5 mg,记录质量 m_1。

2.称量

准确称取 2～3 g 样品至坩埚内,并记录其质量 m_2。

3.炭化

将盛有样品的坩埚放在电炉上小火加热炭化,至无黑烟产生。

4.灰化

将炭化好的坩埚慢慢移入马弗炉内,盖斜倚在坩埚上,500～600 ℃灼烧 2～5 h,直至残留物呈灰白色为止。冷却至 200 ℃以下时,再放入干燥器冷却,称重。反复灼烧冷却称重,直至恒温(两次称量之差小于 0.5 mg),记录质量 m_3。

五、数据处理

灰分含量的计算公式为:

$$X = \frac{m_3 - m_1}{m_2 - m_1} \times 100\%$$

式中,X 为灰分的含量,用百分数表示;m_1 为坩埚的质量,单位是 g;m_2 为坩埚+样品的质量,单位是 g;m_3 为灼烧后坩埚+样品的质量,单位是 g。

六、注意事项

(1)一定要先炭化再灰化,要逐步升温。
(2)马弗炉使用之后温度较高,应注意安全;取坩埚时一定要戴棉手套,用坩埚钳取坩埚。

【思考题】

(1)为什么要先炭化再灰化?
(2)影响灰化效率的因素有哪些?

实验二十七　纸色谱法测定人工合成色素含量

一、实验目的

掌握纸色谱法测定饮料中人工合成色素含量的基本原理,熟悉纸色谱法测定饮料中人工合成色素含量的操作技术。

二、实验原理

聚酰胺是一种高分子化合物,又称"尼龙 6",在酸性条件下可与水溶性酸性染料牢固结合;在碱性条件下则可解吸色素,用纸层析法或薄层层析法进行分离鉴别后,可与标准比较进行定性和定量分析。

三、仪器与试剂

1.仪器

沙氏-G3 漏斗,抽滤瓶若干,血红蛋白吸管若干,展开缸,玻璃水泵,具塞带刻度比色管若干,恒温水浴锅,25 mL 量筒,50 mL 量筒,分析天平,吹风机,吸管,白瓷蒸发皿,中速层吸滤纸,温度计,pH 试纸,玻璃棒,滴管。

2.试剂

(1)聚酰胺粉(尼龙 6,200 目)。

(2)正丁醇。

(3)无水乙醇。

(4)1％的氨水。

(5)乙醇-氨溶液(体积比为 9：1)。

(6)20％的柠檬酸溶液。

(7)0.1％的色素标准贮备液(1 mg/mL):精确称取商品色素胭脂红、苋菜红 0.1 g,溶于蒸馏水中,稀释至 100 mL。

(8)展开剂(临用现配):正丁醇、无水乙醇与 1％的氨水按照 6：2：3 的体积比配制而成。

四、实验步骤

1.样品处理(汽水类样品)

将样品用两个杯子反复倾倒 100 次,除去二氧化碳,然后精确吸取样品 50 mL

入 100 mL 烧杯中,加热到 70 ℃,备用。

2.吸附去杂质

称取聚酰胺粉 1 g,加少量水调成糊状后倒入上一步的 70 ℃样品中,充分搅拌使样液色素全部被吸附,将样液全部移入沙氏-G3 漏斗抽滤,用 300 mL 70 ℃、pH 值为 4 的蒸馏水分多次洗涤沉淀物,至洗液与原蒸馏水 pH 值相同为止。洗涤过程必须充分搅拌,使所用的洗涤液与聚酰胺粉充分接触。

3.解吸

用 15 mL 乙醇-氨溶液分 3 次洗涤色素,解吸过程中要时时搅拌,直至滤出液无色为止,并收集全部的解吸液。

4.浓缩

将色素解吸液置于蒸发皿中,在 80 ℃水浴上浓缩至 0.5~1 mL,转入 10 mL 的刻度试管中,用少量 50%的乙醇洗涤蒸发皿,洗液并入刻度试管中。

5.纸层析定性

为了判断样品中存在几种色素以及是什么色素,必须进行纸层析实验进行鉴定。经上述浓缩后,样品色素溶液于新华中速层析滤纸(8 cm×16 cm)距底边 2 cm 的基线上点样,点样点的直径应不超过 2 mm,样点间距以及距离左右纸边各 2 cm。点样量 20 μL,同时根据样品颜色点上色素标准溶液点作为对照。用展开剂在展开槽展开(层析缸及滤纸先用相应的溶剂系统平衡 10 min 后再展开)。所使用的展开剂有(体积比):

(1)正丁醇:无水乙醇:1%的氨水=6:2:3。

(2)正丁醇:吡啶:1%的氨水=6:3:4。

(3)异丁醇:无水乙醇:水=3:2:2。

待溶剂前沿到达离起始线 12 cm 处后,将滤纸取出于空气中晾干,测量各色素点的比移值(Rf 值),与标准色素 Rf 值对照,确定为何种色素(以标准色素斑点的 Rf 值衡量样品中各色素斑点的 Rf 值是否与标准点在同一条直线上,色素的颜色是否完全一致,然后可确定样品色素属于何种色素)。Rf=斑点移动距离/溶剂前沿距离。

6.纸层析定量

将纸色谱的条状色斑剪下,用少量热水洗涤数次,洗液移入 10 mL 比色管中,并加水稀释至刻度,用于比色测定。

分别吸取 0.0 mL、0.1 mL、0.2 mL、0.3 mL、0.4 mL 胭脂红或苋菜红色素标准液,分别置于 10 mL 比色管中,各加水稀释至刻度,目视比色,定量后计算样品中色素的含量。

五、数据处理

色素含量的计算公式为：

$$X = \frac{A}{m \times \dfrac{V_2}{V_1}}$$

式中，X 为色素含量，单位为 g/kg 或者 g/L；A 为测定样液中色素的含量，单位为 mg；m 为样品质量或体积，单位为 g 或 mL；V_1 为样品解吸后的总体积，单位为 mL；V_2 为样液点纸体积，单位为 mL。

六、注意事项

(1)测定饮料中人工合成色素含量常用的方法有高效液相色谱法、薄层色谱法和示波极谱法。样品处理方法最常用的就是聚酰胺吸附法，但聚酰胺吸附法操作繁琐，且有些天然色素不能洗除，会导致测量结果偏高；有些合成色素能被部分洗脱(赤藓红损失最大，约为44%)，导致结果偏低，含赤藓红的样品可用液-液分配法处理样品，具体内容请参考《食品中合成着色剂的测定》(GB/T 5009.35—2003)。

(2)点样时注意分多次点样，每次点样后用电吹风吹干后再点下一次。斑点的直径应不超过 2 mm，样点间距离及样点与左右纸边的距离均为 2 cm。

(3)样品展开时，展开剂不能浸没样点。

【思考题】

(1)用 70 ℃ pH 值为 4 的水多次洗涤的目的是什么？ 达到目的的标志是什么？

(2)如何判断样品中含有天然色素？

(3)展开前平衡 10 min 的目的是什么？

实验二十八　气相色谱法测定食品中有机氯农药残留量

一、实验目的

掌握气相色谱法测定食品中有机氯农药残留量的原理和方法,熟悉食品样品的预处理方法。

二、实验原理

试样中有机氯农药组分经有机溶剂提取,凝胶色谱层析净化,用毛细管柱气相色谱分离,电子捕获检测器检测,可以通过保留时间进行定性分析,用外标法进行定量分析。

二、仪器与试剂

1. 仪器

气相色谱仪,ECD 检测器,CP SIL 5CB 毛细管柱(30.0 m×250 μm×0.2 μm),旋转蒸发仪,超声波清洗器,高速离心机,氮吹仪,快速溶剂萃取仪。

2. 试剂

(1)丙酮:分析纯,重蒸。

(2)石油醚:沸程 30~60 ℃,分析纯,重蒸。

(3)乙酸乙酯:分析纯,重蒸。

(4)环己烷:分析纯,重蒸。

(5)正己烷:分析纯,重蒸。

(6)氯化钠:分析纯。

(7)无水硫酸钠:分析纯,将无水硫酸钠置于干燥箱中,于 120 ℃下干燥 4 h,冷却后密闭保存。

(8)聚苯乙烯凝胶:200~400 目,或同类产品。

(9)农药标准品:纯度均应不低于 98%。

四、实验步骤

1.标准储备液的配制

分别准确移取 1 μL 农药标准品至 10 mL 的容量瓶中,以正己烷为溶剂,配制成 1.0 pg/mL 的混合农药标准储备液,于冰箱中保存。使用时,根据实际需要配制成不同浓度的标准使用液。

2.样品的制备

(1)样品的提取:采用快速溶剂萃取仪进行萃取,萃取池底部先放置抗溶剂隔片,称量 2 g 制备好的样品与 2 g 无水硫酸钠,混合均匀后装入 30 mL 萃取池中,加助滤剂补足。出口处放置抗溶剂隔片,之后拧紧池盖。用正己烷进行提取,选择系统压力为 1200 psi,温度为 105 ℃,预热 5 min,静态提取 5 min,循环两次;萃取结束后用氮气吹扫,压力为 120 psi,时间为 1 min,提取液收集到收集瓶中备用。

(2)样品的净化:将上述提取液转移到 100 mL 的分液漏斗中,加入 2 mL 浓硫酸磺化 3 次,去除磺化层;加入 40 mL 14% 的硫酸钠水溶液洗涤正己烷层 3 次,去除硫酸钠水溶液层;正己烷层通过 5 g 无水硫酸钠脱水,转移至旋转蒸发仪,浓缩到适量体积,定容待测。

3.设定气相色谱参数

程序升温:初始温度为 100 ℃,以每分钟 10 ℃ 的速度升至 220 ℃,或以每分钟 8 ℃ 的速度升至 250 ℃,保持 10 min;进样口温度 230 ℃;检测器温度 300 ℃;载气为高纯氮气,流速为 1.0 mL/min,尾吹流速为 30 mL/min;不分流进样,进样体积 1.0 μL。在该色谱条件下,9 种有机氯类农药峰形较佳,且分离度良好;在样品回收实验中,各峰与其他杂质峰也分离良好,且干扰较少,能满足实际分析的需要,适于检测和定量。

4.标准曲线的绘制

将混合农药标准储备液配制成每 1 L 分别含 1 pg、5 pg、20 pg、50 pg、100 pg 的标准工作液,按选定的实验方法进行测定,记录色谱图,并以峰面积 Y 为纵坐标,浓度 X 为横坐标,进行线性回归分析,得到 9 种有机氯农药的线性回归方程。

5.样品检测

按照该色谱条件检测样品溶液,以保留时间进行定性分析,以峰面积进行定量分析。

6.方法的回收率试验

称取粉碎后的白术样品 1.00 g,分别加入 0.1 mL 的混合农药标准储备液

（浓度为 100 g/L），按选定的方法进行提取、净化和检测，重复实验 6 次，计算各种农药的平均回收率及相对标准偏差。根据前述同样的方法对人工栽培白芍、浙贝、元胡、玄参等中药材进行加标准液后的回收实验，添加水平为 0.1 mg/kg，每个样品平行实验 6 次，取平均值，其回收率均为 80%～105%，基本能满足分析的需要。

五、注意事项

(1)手动进样要果断。
(2)色谱条件不要设定错误，尤其是汽化室和检测器的温度。
(3)萃取要充分。

【思考题】

(1)精密度、检出限、准确度有什么区别和联系？
(2)萃取效率怎么计算？

实验二十九　膳食营养调查与评估

一、实验目的

熟悉膳食计算的方法,掌握营养状况评价的方法与意义。

二、调查与评估步骤

(1)使用 24 h 膳食调查记录表(后附),调查身边某位同学一天的饮食。

(2)查询《中国膳食指南》,或者使用相关数据库,计算其各营养素的摄入情况,填写下面的表 1。

表 1　　　　　一日营养素摄入量与参考摄入量比较表

	热量 (kJ)	蛋白质 (g)	脂肪 (g)	糖类 (g)	钙 (mg)	维生素 A (μgRE)	维生素 B_1 (mg)	维生素 B_2 (mg)	维生素 B_3 (mg)	维生素 C (mg)
摄入量										
参考摄入量										
相对比(%)										

(3)计算一日所摄入三大营养物质占总膳食热量的百分比,填写下面的表 2。

表 2　　　　　　　一日所摄入三大营养物质占总膳食热量的百分比

类别	摄入量(g)	占总膳食热量的百分比(%)
蛋白质		
糖类		
脂肪		

(4)计算蛋白质的来源百分比,填写下面的表 3。

表 3　　　　　　　　　　蛋白质的来源百分比

类别	摄入量(g)	占总蛋白摄入量的百分比(%)
禽畜类		
鱼类		
蛋奶类		
豆类		
蔬菜类		
合计		

(5)计算一日三餐的热量百分比,填写下面的表 4。

表 4　　　　　　　　　　一日三餐的热量百分比

餐次	热量(kJ)	占一日三餐热量的百分比(%)
早餐		
午餐		
晚餐		
合计		

(6)根据《预防医学》《营养与食品卫生学》《临床营养学》《运动营养学》《食品营养学》等的相关知识,对被调查者的膳食营养情况进行评价,并给出合理的建议。

三、注意事项

(1)调查时,应尽可能准确,如果对某些食物的质量不熟悉,可以买相同的带回实验室称量。

(2)在计算各种营养物质时,应尽可能选择较新的膳食指南或数据库。

【思考题】

(1)热量在膳食营养中具有什么样的指导性作用?

(2)使用24 h膳食回顾法应该注意什么问题?

附表: 24 h膳食调查记录表

姓名:_____ 编号:_____ 调查时间:_____

餐别	食物种类	食物名称	摄入量	备注
早餐	主食			
	蔬菜			
	其他			
加餐				
午餐	主食			
	蔬菜			
	肉类			
	水产类			
	其他			
加餐				
晚餐	主食			
	蔬菜			
	肉类			
	水产类			
	其他			
加餐				

注:加餐包括除三餐以外的各种零食(如水果、糖、饮料、面包等)及所服用的药物和保健食品等,调查完成后应附上调查员的姓名。

第三篇　职业卫生与健康

实验三十　环境空气中颗粒物的测定

一、实验目的

掌握环境空气中颗粒物(总悬浮颗粒物或 PM10)的测定原理及测定方法,掌握颗粒物采样器的基本操作。

二、实验原理

(1)总悬浮颗粒物(TSP)的测定原理:通过具有一定切割特性的采样器,以恒速抽取定量体积的空气,使之通过已恒重的滤膜,空气中粒径小于 $100~\mu m$ 的悬浮微粒被截留在滤膜上。根据采样前后滤膜质量之差及采样体积,即可计算出总悬浮颗粒物的浓度。

(2)PM10 测定原理:使一定体积的空气通过带有 PM10 切割器的采样器,粒径小于 $10~\mu m$ 的可吸入颗粒物随气流经分离器的出口被截留在已恒重的滤膜上,根据采样前后滤膜的质量差及采样体积,即可计算出可吸入颗粒物的浓度。

三、仪器与试剂

(1)采样器,带 TSP 或 PM10 切割器。

(2)X 线看片器,用于检查滤料有无缺损或异物。

(3)打号机,用于在滤料上打印编号。

(4)干燥器,容器能平展放置 200 mm×250 mm 滤料的玻璃干燥器,底层放变色硅胶,滤料在采样前和采样后均放在其中,平衡后再称量。

(5)竹制或骨制品的镊子,用于夹取滤料。

(6)滤料,本实验所用滤料有两种,规格均为 200 mm×250 mm。其一为"49"型超细玻璃纤维滤纸(简称"滤纸"),对直径 $0.3~\mu m$ 的悬浮粒子的阻留率大于 99.99%;其二为孔径 $0.4\sim0.65~\mu m$ 和 $0.8~\mu m$ 的有机微孔滤膜(简称"滤膜")。

(7)烘箱。

(8)分析天平。

四、操作步骤

1. 滤料的准备

(1)采样用的每张滤纸或滤膜均需用 X 线看片器对着光仔细检查,不可使用有针孔或有任何缺陷的滤料采样。然后,将滤料打印编号,号码打印在滤料的两个对角上。

(2)清洁的玻璃纤维滤纸或滤膜在称重前应放在天平室的干燥器中平衡 24 h。滤纸或滤膜平衡和称量时,天平室温度为 20~25 ℃,温差变化小于 ±3 ℃;相对湿度小于 50%,相对湿度的变化小于 5%。

(3)称量前,要用 2~5 g 标准砝码检验分析天平的准确度,砝码的标准值与称量值的差不应大于 ±0.5 mg。

(4)在规定的平衡条件下称量滤纸或滤膜,准确到 0.1 mg。称量要快,每张滤料从平衡的干燥器中取出,30 s 内称完,记下滤料的质量和编号。将称过的每张滤料平展地放在洁净的托板上,置于样品滤料保存盒内备用。在采样前不能弯曲和对折滤纸和滤膜。

2. 采样

(1)打开采样器外壳的顶盖,取出滤料夹。将滤料平放在支持网上,若用玻璃纤维滤纸,应将滤纸的"绒毛"面向上并放正,使滤料夹放上后,密封垫正好压在滤料四周的边沿上,起密封作用。

(2)将采样器固定好,将切割器与采样器连接好,开启电源开关,按要求调节好流量,并记录流量、气温和大气压。采样过程中,要随时注意参数的变化,并随时记录。

(3)采样后,取下滤料夹,用镊子轻轻夹住滤料的边(但不能夹角),将滤料取下。以长边中线对折滤料,使采样面向内。如果采集的样品在滤料上的位置不居中,即滤料四周的白边不一致时,只能以采到样品的痕迹为准。若样品折的不合适,沉积物的痕迹可能扩展到另一侧的白边上,在这种情况下,若要将样品分成几等份进行分析时,会使测定值减少。

(4)将采过样的滤料放在与它编号相同的滤料盒内,并应注意检查滤料在采样过程中有无漏气迹象,漏气常因面板密封垫用旧或安装不当所致;另外还应检查橡胶密封垫表面是否因滤料夹面板 4 个元宝螺丝拧得过紧,使滤料上纤维物黏附在表面上,以及滤料是否出现物理性损坏。检查时,若发现样品有漏气现象或物理性损坏,则应将此样品报废。

(5)采样完毕,填好记录表,并与相应的采过样的滤料一起放入滤料盒内,送交实验室。

3. 测定

采样后的滤料放在天平室内的干燥器中，按采样前空白滤料控制的条件平衡 24 h，对于很潮湿的滤料应延长平衡时间至 48 h。称量要快，30 s 内称完。将称量结果记在 TSP 或 PM10 浓度分析记录表中。

五、数据处理

总悬浮颗粒物或 PM10 含量的计算公式如下：

$$TSP \text{ 或 } PM10(mg/m^3) = \frac{m_1 - m_0}{V_s}$$

式中，m_1 为采样后的滤膜质量，单位为 g；m_0 为采样前的滤膜质量，单位为 g；V_s 为换算成标准状态下(0 ℃，101.325 kPa)的采样体积，单位为 m^3。

六、注意事项

滤料的清洁与否是该实验的重中之重，应尽量戴手套操作。

【思考题】

采样体积为什么要换算成标准状态下的？

实验三十一　滤膜溶解涂片法测定粉尘的分散度

一、实验目的

掌握用滤膜溶解涂片法检测空气中粉尘分散度的操作,熟悉我国现行的相关卫生标准,进一步加深对粉尘污染的认识。

二、仪器与试剂

1.仪器

粉尘采样器(采样流量应事先校正),滤膜(过氯乙烯滤膜或其他测尘滤膜),采样头(与采样器相连),滤膜夹,分析天平(精度为 0.01 mg),秒表,干燥器(内装变色硅胶),镊子,除静电器,移液管,洗耳球,物镜测微尺,显微镜等。

2.试剂

醋酸丁酯或乙酸乙酯(分析纯)。

三、实验原理

粉尘分散度是指空气中不同大小粉尘颗粒的分布程度,用百分构成比表示,分数量分散度和质量分散度两种,我国现行卫生标准采用数量分散度,采样器采集一定体积的含尘空气,将粉尘阻留在已知质量的测尘滤膜上,采样后滤膜溶解于有机溶剂中,形成粉尘粒子的混悬液,制成涂片标本,在显微镜下测定。

四、实验步骤

1.粉尘标本的制作

将采有粉尘的过氯乙烯纤维滤膜放入小烧杯或试管中,用吸管或滴管加入醋酸丁酯 $1 \sim 2$ mL,用玻璃棒充分搅拌,制成均匀的粉尘悬液,然后立即用滴管吸取一滴置于玻璃片上,均匀涂布,待其自然挥发成透明膜,贴上标签,注明编号、采样地点、日期。

2.目镜测微尺的标定

物镜测微尺是一种标准尺度,总长为 1 mm,分为 100 等分刻度,每一等分刻度值为 0.01 mm,即 10 μm。将待定的目镜测微尺放入目镜镜筒内,物镜测微尺置于载物台上。先在低倍镜下找到物镜测微尺的刻度线,移至视野中央,然后换成 400～600 倍放大倍率,调至刻度线清晰,移动载物台,使物镜测微尺的任一刻度线与目镜测微尺的任一刻度线相重合,读出刻度线间物镜测微尺和目镜测微尺的刻度数。

目镜测微尺每刻度的间距(单位:μm)$=10\times a/b$,式中,a 为物镜测微尺刻度数;b 为目镜测微尺刻度数;10 为物镜测微尺每刻度间距,单位为 μm。

例如,目镜测微尺 45 个刻度相当于物镜测微尺 10 个刻度,则目镜测微尺的 1 个刻度相当于 $10/45\times10(\mu\text{m})=2.2\ \mu\text{m}$。

4. 检测样品

取下物镜测微尺,将粉尘标本片放在载物台上,先用低倍镜找到粉尘粒子,然后在标定目镜测微尺时所用的放大倍率下,用目镜测微尺测量每个粉尘粒子的大小,移动标本,使粉尘粒子依次进入目镜测微尺的范围,遇长径量长径,遇短径量短径,测量每个尘粒。每个标本至少测量 200 个尘粒并分组记录,如表 1 所示,算出百分数。

表 1　　　　　　　　空气粉尘数量分散度测量记录表

样品编号		采样地点		采样时间	
粒径(μm)	<2	2～	5～	≥10	总计
尘粒数(个)					
百分数(%)					100%

五、注意事项

(1)所用器材在用前必须擦洗干净,避免粉尘污染。已制好的涂片标本应置于玻璃平皿内保存。

(2)当发现涂片标本尘粒过密,影响测量时,可再加入适量醋酸乙酯稀释,重新制作涂片标本。

(3)已标定的目镜测微尺只能在标定时所用的目镜和物镜放大倍率下应用。

(4)应选择涂片标本中粉尘分布较均匀的部位进行测量,以减少误差。

(5)本实验不适合测定可溶于有机溶剂的粉尘和纤维状粉尘,此类粉尘应改用自然沉降法测定。

【思考题】

(1)分散度高低对空气粉尘污染的影响是什么?

(2)质量分散度如何检测?

实验三十二　焦磷酸质量法测定空气中游离二氧化硅的含量

一、实验目的

熟悉焦磷酸质量法测定粉尘中游离二氧化硅含量的原理,掌握粉尘中游离二氧化硅含量的测定方法。

二、实验原理

在 $245\sim250\ ℃$ 下,焦磷酸能溶解硅酸盐及金属氧化物等,而游离的二氧化硅几乎不溶,因此可实现分离。称量分离出来的游离二氧化硅的质量,计算其在粉尘中的百分含量。

三、仪器与试剂

1.仪器

25 mL 带盖瓷坩埚,坩埚钳,100 mL、250 mL、2000 mL 烧杯若干,长颈漏斗,慢速定量滤纸,pH 试纸,小玻璃棒,量程为 300 ℃的温度计,可调电炉,干燥器(内盛变色硅胶),分析天平,200 目铜筛。

2.试剂

(1)焦磷酸:将 85％的磷酸(化学纯)加热,维持温度在 250 ℃不冒泡为止,放冷,贮于试剂瓶中。

(2)硝酸铵(化学纯)。

(3)0.1 mol/L 的盐酸:取浓盐酸 0.9 mL,加水稀释至 100 mL。

四、实验步骤

1.样品分组

取 5 份样品,经 200 目过筛后,分别充分搅拌均匀,再从每个样品中取 5 份,每份 0.1～0.2 g,置于坩埚中,随机分为 5 组(A、B、C、D、E),即 A 组为焦磷酸制备时温度因素影响组,B 组为焦磷酸熔融粉尘时温度影响组,C 组为熔融粉尘后加水稀释因素影响组,D 组为冷却因素影响组,E 组为国标组。

2.焦磷酸的制备

用85%的磷酸制备焦磷酸时分为两份,第一份为控制温度在(250±10)℃,至不冒泡为止,用于A组;第二份为准确控制温度在245℃以内,至不冒泡为止,用于B、C、D、E组。

3.灼烧熔融

将上述取好的样品置于可控温高温电炉中,经900℃灼烧30 min,自然冷却后移到100 mL的烧杯中,B、C、D、E组加入15 mL第二类焦磷酸,A组加入15 mL第一类焦磷酸,所有的样品均加入数毫克结晶硝酸铵,搅拌,使样品全部湿润,置于可调电炉上,插好带有玻璃棒的300℃温度计,迅速加热到245~250℃,并不断搅拌,保持15 min。其中,A、C、D、E组的所有样品严格控制加热温度,保持在245~250℃;B组的所有样品加热温度则控制在(250±10)℃。

4.冷却

由电炉上取下烧杯,在室温下冷却至150~100℃,再放入冷水中冷却至40~50℃(注意D组应在室温下自然冷却至40~50℃)。冷却时,加入50~80℃的蒸馏水40~50 mL,一边加一边搅拌均匀,将内容物缓慢倾倒入盛有热蒸馏水(约80℃)的250 mL烧杯中,一面倾倒一面搅拌,充分混匀,并用热蒸馏水冲洗温度计、玻璃棒及小烧杯数次,洗液一并倒入烧杯中,使最终体积为150~200 mL(但C组的所有样品加水后的最终体积在150 mL以下),用玻璃棒搅拌均匀。

5.过滤

取慢速定量滤纸,折叠成漏斗状,放于漏斗中,用蒸馏水湿润。将烧杯放在电炉上煮沸内容物,稍静置,待混悬物略沉降后趁热过滤,倒入漏斗中的滤液应倒至不超过滤纸的2/3处。

6.冲洗

过滤后,用0.1 mol/L的盐酸洗涤烧杯,洗液移入漏斗中,并将滤纸上的沉渣冲洗3~5次,再用热蒸馏水洗至滤出液无酸性反应(用pH试纸检验)。上述过程应在当日完成。

7.称量

将带有沉渣的滤纸折叠数次,放于已恒重的瓷坩埚中,在80℃恒温烘箱中烘干,再放在电炉上炭化(炭化时加盖,稍留一条小缝),然后放入高温炉(800~900℃)中灼烧30 min取出,室温下稍冷后放入干燥器中冷却1 h,称至恒重并记录。

五、数据处理

游离二氧化硅含量的计算公式如下:

$$\omega = \frac{m_2 - m_1}{G} \times 100\%$$

式中,ω 为游离二氧化硅含量,用百分数表示;m_1 为坩埚质量,单位为 g;m_2 为坩埚+残渣的质量,单位为 g;G 为粉尘样品质量,单位为 g。

六、注意事项

(1)焦磷酸溶解硅酸盐时温度不得超过 250 ℃,否则易形成胶状物。

(2)酸与水混合时应缓慢并充分搅拌,避免形成胶状物。

(3)样品中含有碳酸盐时,遇酸可产生气泡,宜缓慢加热,以免样品溅失。

(4)用铂坩埚处理样品时,过滤沉渣必须洗至无磷酸根反应,否则会损坏铂坩埚。

【思考题】

(1)游离二氧化硅可能的来源有哪些?

(2)二氧化硅还有没有其他检测方法?

实验三十三 工作场所噪声的测定

一、实验目的

了解并掌握声级计的构造及原理,学会使用声级计,掌握测定现场噪声的方法。

二、测量仪器

声级计[2型或以上,具有A计权、"S"(慢)档],积分声级计或个人噪声剂量计[2型或以上,具有A计权、"S"(慢)档和"Peak"(峰值)档]。

三、实验步骤

1. 调查准备

为正确选择测量点、测量方法和测量时间等,必须在测量前对工作场所进行现场调查。调查内容主要包括:

(1)工作场所的面积、空间、工艺区划、噪声设备布局等,绘制略图。

(2)工作流程的划分、各生产程序的噪声特征、噪声变化规律等。

(3)预测量,判定噪声是否稳态、分布是否均匀。

(4)工作人员的数量、工作路线、工作方式、停留时间等。

(5)测量仪器的选择:固定的工作岗位选用声级计;流动的工作岗位优先选用个体噪声剂量计,或对不同的工作地点使用声级计分别测量,并计算等效声级。

(6)测量前,应根据仪器校正要求对测量仪器进行校正。

(7)积分声级计或个人噪声剂量计设置为A计权、"S"(慢)档,取值为声级LpA或等效声级LAeq;测量脉冲噪声时使用"Peak"(峰值)档。

2. 测点选择

(1)工作场所声场分布均匀,测量范围内A声级差别小于3 dB(A),选择3个测点,取平均值。

(2)工作场所声场分布不均匀时,应将其划分为若干声级区,同一声级区内声级差小于3 dB(A)。每个区域内选择2个测点,取平均值。

(3)若劳动者的工作是流动的,在流动范围内,对工作地点分别进行测量,计算等效声级。

4. 测量

(1)传声器应放置在劳动者工作时耳部的高度,站姿为 1.50 m,坐姿为 1.10 m。

(2)传声器的指向为声源的方向。

(3)测量仪器固定在三脚架上,置于测点;若现场不适于放置三脚架,可手持声级计,但应保持测试者与传声器的间距大于 0.5 m。

(4)稳态噪声的工作场所,每个测点测量 3 次,取平均值。

(5)非稳态噪声的工作场所,根据声级变化(声级波动不低于 3 dB)确定时间段,测量各时间段的等效声级,并记录各时间段的持续时间。

(6)测量脉冲噪声时,应测量脉冲噪声的峰值和工作日内的脉冲次数。

(7)测量应在正常生产情况下进行。工作场所风速超过 3 m/s 时,传声器应戴风罩。应尽量避免电磁场的干扰。

五、注意事项

(1)电池极性或外接电源极性切勿接反,以免损坏仪器。

(2)使用完毕或长期不使用时,应将电池取出。

(3)装卸切勿用力过猛,要轻柔,以免造成错位或损坏仪器。

(4)测声仪器和活塞发生器应定期送交计量单位校准

(5)在测声现场时,测量人员应注意个体防护。

(6)接触时间减半,噪声接触限值增加 3 dB(A)。

【思考题】

(1)简述在工作场所用声级计测量噪声的方法和注意事项。

(2)简述噪声的危害。

实验三十四　尘肺病的 X 线片阅读

一、实验目的

掌握尘肺病诊断的原则,初步掌握尘肺病阅片的方法,了解尘肺病的诊断标准。

二、测量仪器

尘肺病患者的标准 X 线片,观片灯。

三、实验原理

尘肺病是长期吸入生产性粉尘而引起的以肺组织纤维化为主的全身性疾病,基本病理改变是硅结节形成和弥漫性纤维化,硅结节是尘肺病的特征性改变。典型的硅结节由多层排列的胶原纤维构成,内含闭塞小血管或小支气管,断面似洋葱头状。

尘肺病 X 线胸片的影像是肺组织尘肺病理形态在 X 线胸片上的反映,是"形"和"影"的关系,与肺内粉尘蓄积、肺组织纤维化的病变程度有一定关系,但由于多种原因的影响,并非完全一致。这种 X 线胸片改变表现为病变组织和正常组织对 X 线吸收率的变化,呈现发"白"的圆形或不规则形小阴影,可作为尘肺病的诊断依据。X 线胸片上的其他影像,如肺门变化、肺气肿、肺纹理和胸膜变化等对尘肺病的诊断也有参考价值。

1.尘肺病的诊断标准名词及判定方法

(1)肺区划分方法:将肺尖至膈顶的垂直距离等分为 3 份,用等分点的水平线把每侧肺野各分为 3 个肺区,即上肺区、中肺区、下肺区。

(2)小阴影:

①圆形小阴影:这是尘肺病最常见和最重要的一种 X 线表现形态,其病理基础以结节型硅肺为主,呈圆或近似圆形,边缘整齐或不整齐,直径小于 10 mm,按直径大小分为 p(小于 1.5 mm)、q(1.5～3.0 mm)、r(3.0～10 mm)三种类型。p 类小阴影主要是不太成熟的硅结节或非结节性纤维化灶的影像,q、r 类小阴影主要是成熟和较成熟的硅结节,或为若干个小硅结节的影像重叠。圆形小阴影早期多分布在两肺中下区,随病变进展而数量增多,直径增大,密集

度增加,波及两上肺区。

②不规则形小阴影:该类小阴影的病理基础主要是肺间质纤维化,表现为粗细、长短、形态不一的致密阴影。阴影之间可互不相连,或杂乱无章地交织在一起,呈网状或蜂窝状;致密度多持久不变或缓慢升高。按其宽度可分为 s(小于 1.5 mm)、t(1.5~3.0 mm)、u(3.0~10 mm)三种类型。早期也多见于两肺中下区,弥漫分布,随病情进展而逐渐波及肺上区。

③记录方法:阅片时,应记录小阴影的形态和大小。假如所有的小阴影几乎都是同一形态和大小,则将其字母符号分别写在斜线的两侧,如 q/q、t/t;如果胸片上有两种或更多形态或大小不一的小阴影,则将主要小阴影的字母符号写在斜线的上方,次要的写在斜线下方,如 q/p/r、t/s。

对于小阴影密集度(一定范围内小阴影的数量)的记录,应与标准片进行对比分级,先判定各肺区的密集度,再确定全肺的小阴影密集度。小阴影密集度划分为如下四个大级:

0 级:无小阴影或甚少,不足 1 级下限。

1 级:有一定量的小阴影。

2 级:有多量的小阴影。

3 级:有很多量的小阴影。

每个大级再分为 12 个小级,即 0/−、0/0、0/1、1/0、1/1、1/2、2/1、2/2、2/3、3/2、3/3、3/+。阅片时,先确定是四个大级中的哪一级,写在斜线上方,若小阴影的密集度低于标准胸片,则斜线后的数降低一级,反之则升高一级。

判定肺区密集度时,要求小阴影分布至少占该区面积的 2/3。小阴影分布范围是指出现 1 级密集度以上(含 1 级)的小阴影的肺区数量。总体密集度是指全肺内密集度最高的肺区的密集度。

(3)大阴影:大阴影是指长径超过 10 mm 的阴影,为晚期硅肺的重要 X 线片表现,形状有长条形、圆形、椭圆形或不规则形,病理基础是团块状纤维化。大阴影的发展可由圆形小阴影增多、聚集,或不规则小阴影增粗、靠拢、重叠所致,多在两肺上区出现,逐渐融合成边缘较清楚、密度均匀一致的大阴影,常对称,形态多样,呈“八”字形等;也有先在一侧出现者。大阴影周围一般有肺气肿带的 X 线片表现。

(4)胸膜变化:胸膜粘连增厚,先在肺底部出现,可见肋膈角变钝或消失;晚期膈面粗糙,由于肺纤维组织收缩和膈胸膜粘连,呈“天幕状”阴影。

(5)肺气肿:多为弥漫性、局限性、灶周性和泡性肺气肿,严重者可见肺大泡。

2.肺门和肺纹理变化

早期可见肺门阴影扩大,密度增高,边缘模糊不清,有时可见淋巴结增大,包膜下钙质沉着呈蛋壳样钙化,肺纹理增多或增粗变形;晚期可见肺门上举外移,肺纹理减少或消失。硅性蛋白沉积的 X 线表现为双肺弥漫性细小的羽毛状或结节状浸润影,边界模糊,并可见支气管充气征;高分辨率 CT 可见毛玻璃状和(或)网状及斑片状阴影,可为对称或不对称性,有时可见支气管充气征。

3.尘肺病的诊断原则和方法

根据可靠的职业接触史、有效的职业卫生现场调查资料以及技术质量合格的 X 线高千伏或数字化摄影后前位胸片表现作为主要诊断依据,结合工作场所职业卫生学、尘肺病流行病学调查资料和职业健康监护资料,参考临床表现和实验室检查,排除其他肺部类似疾病后,对照尘肺病诊断标准片,可作出尘肺病的诊断和 X 线分期。从业人员临床表现和 X 线胸片检查符合尘肺病的特征,在没有证据否定其与接触粉尘之间存在必然联系的情况下,可由有诊断资质的诊断医师组诊断为尘肺病。

在诊断时,应注意与下述疾病相鉴别:急性和亚急性血行播散型肺结核、浸润型肺结核、肺含铁血黄素沉着症、肺癌、特发性肺间质纤维化、变态反应性肺泡炎、肺真菌病、肺泡微石症等。

对于少数生前有较长时间接尘职业史但未被诊断为尘肺病者,可根据患者本人遗愿或死后家属提出申请,进行尸体解剖。根据详细可靠的职业史,由具有尘肺病理诊断资质的病理专业人员按照《尘肺病病理诊断标准》(GBZ 25—2014)提出尘肺的病理诊断报告。患者的历次 X 线胸片、病例摘要或死亡日志及现场劳动卫生学资料是诊断的必要参考条件。该诊断可作为享受职业病待遇的依据。

4.尘肺病诊断标准

2015 年,我国重新修订了《职业性尘肺病的诊断》(GBZ 70—2015),对尘肺病的诊断标准如下:

(1)尘肺一期:有下列表现之一者:①有总体密集度 1 级的小阴影,分布范围至少达到 2 个肺区;②接触石棉粉尘,有总体密集度 1 级的小阴影,分布范围只有 1 个肺区,同时出现胸膜斑;③接触石棉粉尘,小阴影总体密集度为 0,但至少有 2 个肺区小阴影密集度为 0/1,同时出现胸膜斑。

(2)尘肺二期:有下列表现之一者:①有总体密集度 2 级的小阴影,分布范围超过 4 个肺区;②有总体密集度 3 级的小阴影,分布范围达到 4 个肺区;③接触石棉粉尘,有总体密集度 1 级的小阴影,分布范围超过 4 个肺区,同时出现胸膜斑并已累及部分心缘或膈面;④接触石棉粉尘,有总体密集度 2 级的小阴影,分布范围达到 4 个肺区,同时出现胸膜斑并已累及部分心缘或膈面。

（3）尘肺三期：有下列表现之一者：①有大阴影出现，其长径不小于 20 mm，短径大于 10 mm；②有总体密集度 3 级的小阴影，分布范围超过 4 个肺区并有小阴影聚集；③有总体密集度 3 级的小阴影，分布范围超过 4 个肺区并有大阴影；④接触石棉粉尘，有总体密集度 3 级的小阴影，分布范围超过 4 个肺区，同时单个或两侧多个胸膜斑长度之和超过单侧胸壁长度的 1/2 或累及心缘使其部分显示蓬乱。

四、注意事项

（1）胸片质量要符合相关要求，完整，无损坏。

（2）读片人员的矫正视力应在正常范围内，光源要适当，一般观片灯亮度不低于 3000 CD，亮度均匀度（亮度差）小于 15%。

【思考题】

（1）对胸片的质量要求是什么？

（2）标准片与标准条文的关系是什么？

实验三十五　分光光度法测定尿中酚的含量

一、实验目的

掌握分光光度法测定尿中酚类化合物含量的基本操作步骤,熟悉分光光度法测定尿中酚类化合物的原理,了解检测尿中酚类化合物的意义。

二、实验原理

尿样采集后,在酸性条件下水解,游离酚类化合物随水蒸气蒸出,在碱性溶液中,在铁氰化钾存在的条件下,与 4-氨基安替比林反应,生成红色化合物,在510 nm 的波长下检测吸光度,通过标准曲线法定量。

三、仪器与试剂

1. 仪器

100 mL、250 mL、2000 mL 烧杯若干,25 mL 具塞比色管,尿杯,聚乙烯塑料瓶,尿比重计,蒸馏瓶,电热套,烧瓶,沸石,玻璃管,橡胶管,玻璃棒,分光光度计,1 cm 玻璃比色皿。

2. 试剂

(1)浓硫酸(20 ℃下密度为 1.84 g/mL)。

(2)冰乙酸。

(3)氨水(1∶14,临用现配)。

(4)4-氨基安替比林溶液(3 g/L)。

(5)苯酚标准溶液:准确称取 0.50 g 新蒸馏的苯酚,用少量实验室二级水溶解后,用实验室二级水在 500 mL 的容量瓶内稀释定容,可得 1 g/L 的苯酚标准储备液。使用前用实验室二级水稀释至 30 mg/L,可得苯酚标准使用液,临用现配。

(6)铁氰化钾溶液(10 g/L)。

四、实验步骤

1. 收集样品并测定尿比重

用尿杯收集末中端尿 150 mL 以上,存于聚乙烯塑料瓶中,加入 1 mL 冰乙酸,并测定尿比重。

2.样品前处理

准确量取 5.00 mL 样品于蒸馏瓶中,加入 1.5 mL 硫酸,摇匀后进行水蒸气蒸馏,收集馏出液 50 mL,取其中 10 mL 于具塞比色管内。

3.标准溶液配制

如下面表 1 所示,配制标准曲线各管。

表 1　　　　　　　　　　苯酚标准曲线各管的配制

管号	1	2	3	4	5	6
苯酚标准使用液(mL)	0	0.5	1.0	2.0	3.0	5.0
水(mL)	10.0	9.5	9.0	8.0	7.0	5.0
苯酚含量(μg)	0	15	30	60	90	150

4.显色

向每一管中加入 1.0 mL 的氨水并摇匀,再加入 1.0 mL 4-氨基安替比林溶液(3 g/L)并摇匀,再加入 1.0 mL 铁氰化钾溶液(10 g/L)并摇匀。

5.检测

在 510 nm 波长下,检测各管溶液的吸光度。以苯酚含量为横坐标,吸光度值为纵坐标,绘制标准曲线。通过标准曲线方程计算样品浓度。

五、数据处理

1.浓度校正系数 k

$$k = \frac{1.000 \sim 1.020}{\text{实测尿样比重}} - 1.000$$

2.尿中酚类化合物的含量计算

尿中酚类化合物含量的计算公式为:

$$X = \frac{5mk}{V}$$

式中,X 为尿中酚类化合物的含量,单位为 mg/L;m 为用标准方程计算出的样品中分类化合物的含量,单位为 μg;V 为取尿样的体积,单位为 mL,本实验中为 5.00 mL;k 为实测的浓度校正系数,无单位。

六、注意事项

(1)尿样收集后要防止污染。

(2)4-氨基安替比林容易因污染而变色,使用前要注意保存条件。

(3)水蒸气蒸馏时要注意仪器安装是否严密,要防止气压过大,注意安全。

【思考题】

(1)采样时为什么要加冰乙酸?

(2)本方法是已经废止的标准方法,为什么要废止? 有什么弊端?

(3)可用什么更好的方法检测尿中酚类化合物的含量?

(4)除了尿比重法,还有什么校正方法?

(5)为什么氨水要临用现配?

第四篇　人群健康研究方法

实验三十六　焦虑抑郁调查

一、实验目的

掌握问卷调查的基本方法,熟悉问卷设计的基本原理,了解班级内同学中焦虑抑郁的分布情况。

二、实验原理

通过《医院焦虑抑郁量表》对班级内的同学进行面对面的问卷调查,了解班级内同学中的抑郁与焦虑情况。

三、调查问卷

《医院焦虑抑郁量表》(HAD,见后面的附表)。

四、调查方法

(1)熟悉《医院焦虑抑郁量表》,思考每个问题该如何提问,如何减少偏倚。

(2)找若干同学或教师进行面对面的调查问卷,然后汇总信息。

(3)对问卷结果进行整理后,按照性别、年龄、民族、宿舍等因素进行描述性分析。

【思考题】

(1)医院焦虑抑郁量表有何优缺点?

(2)面对面问卷调查有何优缺点?

(3)本次调查的结果是否可信？为什么？

附表:医院焦虑抑郁量表

1. 我感到紧张(或痛苦)
   ①几乎所有时候(3分) ②大多数时候(2分)
   ③有时(1分) ④根本没有(0分)

2. 我对以往感兴趣的事情还是有兴趣
   ①肯定一样(0分) ②不像以前那样多(1分)
   ③只有一点儿(2分) ④基本上没有了(3分)

3. 我感到有点害怕,好像预感到有什么可怕的事情要发生
   ①非常肯定和十分严重(3分) ②是有,但并不太严重(2分)
   ③有一点,但并不使我苦恼(1分) ④根本没有(0分)

4. 我能够哈哈大笑,并看到事物好的一面
   ①我经常这样(0分) ②现在已经不大这样了(1分)
   ③现在肯定是不太多了(2分) ④根本没有(3分)

5. 我的心中充满烦恼
   ①大多数时间(3分) ②常常如此(2分)
   ③时时,但并不经常(1分) ④偶然如此(0分)

6. 我感到愉快
   ①根本没有(3分) ②并不经常(2分)
   ③有时(1分) ④大多数(0分)

7. 我能够安闲而轻松地坐着
   ①肯定(0分) ②经常(1分) ③并不经常(2分) ④根本没有(3分)

8. 我对自己的仪容(打扮自己)失去兴趣
   ①肯定(3分) ②并不像我应该做到的那样关心(2分)
   ③我可能不是非常关心(1分) ④我仍像以往一样关心(0分)

9. 我有点坐立不安,好像感到非要活动不可
   ①确实非常多(0分) ②是不少(2分)
   ③并不很多(1分) ④根本没有(3分)

10. 我对一切都是乐观地向前看
    ①差不多是这样做的(3分) ②并不完全这样做(2分)
    ③很少这样(1分) ④几乎从来不这样做(0分)

11. 我突然出现恐慌感
    ①确实很经常(3分) ②时常(2分)
    ③并非经常(1分) ④根本没有(0分)

12.我好像感到情绪在渐渐低落
　　①几乎时刻如此(0分)　　　　②很经常(1分)
　　③有时(2分)　　　　　　　　④根本没有(3分)
13.我感到有点害怕,好像某个内脏器官变坏了
　　①根本没有(3分)　　　　　②有时(2分)
　　③很经常(1分)　　　　　　④非常经常(0分)
14.我能欣赏一本好书或一项好的广播或电视节目
　　①常常(0分)　②有时(1分)　③并非经常(2分)　④很少(3分)

　　调查结束后计总分,总分0~7分代表无抑郁或焦虑,总分8~10分代表可能有抑郁或焦虑,总分11~20分代表可能有明显抑郁或焦虑。诊断抑郁时需将所有双号项目评分叠加计算总分,诊断焦虑时需将所有单号项目评分叠加计算总分。

实验三十七　统计学分析——t 检验

一、实验目的

(1)掌握单一样本 t 检验、两独立样本 t 检验、配对样本 t 检验的 SPSS 操作方法。

(2)对结果进行恰当的解释。

二、实验内容

(1)不同设计类型资料 t 检验的概念及其适用范围。

(2)数据准备。

(3)应用 Compare means 过程进行统计分析,获得结果。

三、软件操作步骤

1. One-Sample T Test(单样本 t 检验)过程

(1)主要功能:One-Sample T Test 过程主要用于完成单样本 t 检验。单样本 t 检验的目的是利用来自某总体的样本数据,推断该总体的均值是否与指定的检验值之间存在明显差异。其零假设为 H_0,即总体均值与指定检验值之间不存在显著差异。软件将自动计算 t 值和对应的概率 p 值,如果概率 p 值小于或等于给定的显著性水平,则拒绝 H_0,认为总体均值与检验值之间存在显著差异。相反,若概率值大于给定的显著性水平,则不应拒绝 H_0,可以认为总体均值与检验值之间不存在显著差异。

例如,据大量调查得知,健康成年男子脉搏的均数为 72 次/分,某医生在山区随机调查了 25 名健康成年男子的脉搏,分别是 77 次/分、75 次/分、79 次/分、76 次/分、74 次/分、75 次/分、76 次/分、77 次/分、78 次/分、79 次/分、81 次/分、75 次/分、76 次/分、78 次/分、74 次/分、73 次/分、79 次/分、81 次/分、75 次/分、78 次/分、74 次/分、76 次/分、75 次/分、77 次/分、79 次/分,能否认为该山区成年男子的脉搏与一般健康成年男子的脉搏数不同?

(2)操作详解:

步骤一:建立数据文件,把山区成年男子的脉搏定义为 x,输入原始数据。

步骤二:打开单样本 t 检验对话框,单击菜单栏中的"Analyze"(分析)→

"Compare Means"(比较均值)→"One-Sample T Test"(单样本 t 检验)命令,弹出"One-Sample T Test"(单样本 t 检验)对话框。

步骤三:选择检验变量,在该对话框左侧的候选变量列表框中选择变量 x,将其移入"Test Variable(s)"(检验变量)列表框中。

步骤四:选择样本检验值,在"Test Value"(检验值)文本框中输入检验值72,相当于假设检验问题中提出的零假设 $H_0: \mu = \mu_0$。

步骤五:单击"OK"按钮结束操作,SPSS 软件自动输出结果。

2. Independent-Sample T Test(两独立样本 t 检验)过程

(1)主要功能:Independent-Sample T Test 过程主要用于完成两独立样本的 t 检验,其基于来自两个总体的独立样本,确定两个总体的均值是否彼此不同。两独立样本 t 检验的样本可以从两个不同的群体(例如男性和女性)或从随机分成两个亚组的单个群体中获得。在任何一种情况下,两独立样本 t 检验仅在两个样本是独立(即彼此不相关)时才有效。

例如,某研究人员随机抽取 13 名健康人与 12 名Ⅲ度肺水肿患者,并采集痰液测定 α_1 抗胰蛋白酶的含量(单位:g/L),结果如表 1 所示,问健康人与Ⅲ度肺水肿患者痰中 α_1 抗胰蛋白酶的含量是否不同?

表 1　　　　健康人与Ⅲ度肺水肿患者痰中 α_1 抗胰蛋白酶的含量　　　单位:g/L

健康人	Ⅲ度肺水肿患者
2.90	5.41
5.48	4.60
4.03	5.10
4.97	4.24
4.36	2.72
2.37	2.09
7.10	5.92
5.18	8.79
3.14	6.46
3.72	6.64
5.60	4.57
7.71	4.99
4.01	

(2)操作详解：

步骤一：建立数据文件，把观察值定义为 x，再定义一个变量 group 来区分患者与健康人。输入原始数据，在变量 group 中，健康人输入 1，患者输入 2。

步骤二：打开两独立样本 t 检验对话框，选择菜单栏中的"Analyze"（分析）→"Compare Means"（比较均值）→"Independent-Samples T Test"（独立样本 t 检验）命令，弹出"Independent-Samples T Test"（独立样本 t 检验）对话框。

步骤三：选择检验变量，在左侧的候选变量列表框中选择检验变量 x，将其移入"Test Variable(s)"（检验变量）列表框中，这里需要选入待检验的变量。

步骤四：选择分组变量，在左侧的候选变量列表框中选择分组变量 group，将其移入"Grouping Variable"（分组变量）文本框中，目的是区分检验变量的不同组别。

步骤五：定义组别名称，单击"Define Groups"按钮，弹出"Define Groups"（定义组）对话框，此时需要定义进行 t 检验的比较组别名称。在"Use specified values"中分别输入两个对应不同总体的变量值 1、2。

步骤六：单击"OK"按钮，结束操作，SPSS 软件自动输出相关结果。

3. Paired-Samples T Test（两配对样本 t 检验）过程

(1)主要功能：Paired-Samples T Test 过程主要用于完成两配对样本的 t 检验。两配对样本 t 检验的基本思路是求出每对数据的差值，如果配对样本没有差异，则差值的总体均值应该等于零，从该总体中抽取的样本均值也应该在零值附近波动；反之，如果配对样本有差异，差值的均值就应该远离零值。这样，通过检验该差值样本的均值是否等于零，就可以判断这两组配对样本有无差异性。

例如，欲研究饮食中维生素 E 缺乏与肝脏中维生素 A 含量的关系，将 20 只同种属的大白鼠按性别相同，年龄、体重相近配成 10 对，将每对中的两只大白鼠随机分到正常饲料组和维生素 E 缺乏组，2 周后将大白鼠杀死，测得各大白鼠肝脏中维生素 A 的含量如表 2 所示。问两组大白鼠肝脏中维生素 A 的含量是否有差别？

表 2　　　　　　不同饲料组大白鼠肝脏中维生素 A 的含量　　　　　单位：$\mu mol/g$

大白鼠对号(1)	正常饲料组(2)	维 E 缺乏组(3)	d (4)＝(2)－(3)
1	3.72	2.57	1.15
2	2.09	2.51	－0.42
3	3.14	1.88	1.26

续表

大白鼠对号(1)	正常饲料组(2)	维 E 缺乏组(3)	d (4)=(2)−(3)
4	4.14	3.35	0.79
5	3.98	3.40	0.58
6	3.93	2.83	1.10
7	3.61	2.62	0.99
8	3.19	1.83	1.36
9	3.23	2.67	0.56
10	3.85	3.05	0.80
合计	—	—	8.17

(2)操作详解：

步骤一：建立数据文件，定义变量名：正常饲料组的测定值为 x_1，缺乏维生素 E 饲料组的测定值为 x_2，输入原始数据。

步骤二：打开两配对样本 t 检验对话框，选择菜单栏中的"Analyze"(分析)→"Compare Means"(比较均值)→"Paired-Samples T Test"(配对样本 t 检验)命令，弹出"Paired-Samples T Test"(配对样本 t 检验)对话框。

步骤三：选择配对变量，在"Paired-Sample T Test"(配对样本 t 检验)对话框左侧的候选变量列表框中选择 x_1 和 x_2，将其移入"Paired Variables(成对变量)"列表框中，这表示系统将对移入的成对变量进行配对检验。

步骤四：单击"OK"按钮，结束操作，SPSS 软件自动输出结果。

【思考题】

(1)两配对样本 t 检验能用 One-Sample T Test 过程获得结果吗？

(2)进行 t 检验应满足的条件是什么？

实验三十八 统计学分析——χ^2检验

一、实验目的

(1)掌握独立四格表和配对四格表的 SPSS 操作方法。

(2)对结果进行恰当的解释。

二、实验内容

(1)χ^2检验的概念及其适用范围。

(2)数据准备。

(3)应用 Crosstabs 过程(Chi-square、McNemar)。

三、软件操作步骤

1. Crosstabs 过程:独立四格表χ^2检验

(1)主要功能:Crosstabs 过程可以输出分类变量资料频数表,Chi-square 选项可以进行独立四格表资料的统计推断。

例如,某医院研究了中药治疗急性心肌梗死的疗效,临床观察结果如表 1 所示。问两种疗法患者的病死率是否不同?

表 1　　　　两种药治疗急性心肌梗死的疗效

组别	存活	死亡	合计	病死率(%)
中药组	65	3	68	4.41
非中药组	12	2	14	14.29
合计	77	5	82	6.10

(2)操作详解:

步骤一:建立数据文件,定义变量名(组别、治疗效果和频数)。在变量组别中,中药组为1,非中药组为2;在变量治疗效果中,存活为1,死亡为2;在变量频数中输入相应的频数。

步骤二:选择菜单栏中的"Data"(数据)→"Weight cases"(加权)命令,弹出"Weight cases"(加权)对话框,选取频数变量,将它移入右侧的"Frequency Variable"

（频数变量）列表框中,进行加权。

步骤三:选择菜单栏中的"Analyze"（分析）→"Descriptive Statistics"（描述性统计）→"Crosstabs"（列联表）命令,弹出"Crosstabs"（列联表）对话框。

步骤四:选择行、列变量,在"Crosstabs"（列联表）对话框左侧的候选变量列表框中,选取组别变量,移入右侧的"Row(s)"（行）列表框中,作为列联表的行变量。同理,选择治疗效果变量,移入右侧的"Column(s)"（列）列表框中,作为列联表的列变量。

步骤五:选择列联表单元格的输出类型,在"Crosstabs"（列联表）对话框中单击"Cell"按钮,在弹出的对话框中可以选择显示在列联表单元格中的观测数量:"Observed"复选框显示实际频数,"Expected"复选框显示理论频数。在对话框中选择相应的选项,完成后单击"Continue"按钮,返回主对话框。

步骤六:在"Crosstabs"（列联表）对话框中单击"Statistics"按钮,在弹出的对话框中勾选"Chi-square"复选框,进行相应的χ^2检验。

步骤七:单击"OK"按钮,结束操作,SPSS软件自动输出结果。

2. Crosstabs过程:配对四格表χ^2检验

（1）主要功能:Crosstabs过程可以输出分类变量资料频数表,McNemar选项可以进行配对四格表资料的统计推断。

例如,某医院147例大肠杆菌标本分别在A、B两种培养基上培养,然后进行检验,资料如表2所示,试分析两种培养基的检验效果是否不同。

表2　　　　　　　A、B 两种培养基上培养大肠杆菌标本的结果

A 培养基	B 培养基		合 计
	+	−	
+	59	36	95
−	15	37	52
合 计	74	73	147

（2）操作详解:

步骤一:建立数据文件,定义变量名（A效果、B效果和频数）。在变量A效果和B效果中,阳性为1,阴性为2;在变量治疗效果中,存活为1,死亡为2;在变量频数中输入相应的频数。

步骤二:选择菜单栏中的"Data"（数据）→"Weight cases"（加权）命令,弹出"Weight cases"（加权）对话框,选取频数变量,移入右侧的"Frequency Variable"（频数变量）列表框中,进行加权。

步骤三：选择菜单栏中的"Analyze"（分析）→"Descriptive Statistics"（描述性统计）→"Crosstabs"（列联表）命令，弹出"Crosstabs"（列联表）对话框。

步骤四：选择行、列变量，在"Crosstabs"（列联表）对话框左侧的候选变量列表框中，选取 A 效果变量，移入右侧的"Row(s)"（行）列表框中；选择 B 效果变量，移入右侧的"Column(s)"（列）列表框中。

步骤五：在"Crosstabs"（列联表）对话框中单击"Statistics"按钮，在弹出的对话框中勾选"McNemar"复选框，进行配对四格表 χ^2 检验。

步骤六：单击"OK"按钮，结束操作，SPSS 软件自动输出结果。

【思考题】

(1)R×C 列联表数据如何进行数据录入？

(2)进行 χ^2 检验应满足的条件是什么？

实验三十九　　睡眠质量调查

一、实验目的

掌握问卷调查的基本方法,熟悉问卷设计的基本原理,了解同学们睡眠质量的分布情况。

二、实验原理

通过《匹兹堡睡眠质量量表》对班级内同学进行自填式问卷调查,了解班级内睡眠质量的分布情况。可以根据自己的推测,分析相关的危险因素。

三、调查问卷

(1)《匹兹堡睡眠质量量表》(PSQI,见后面的附表)。
(2)结合自己的推测,增加若干因素,编制调查问卷。

四、调查方法

(1)全班各自填写调查问卷,然后汇总信息。
(2)对全班的问卷结果进行整理后,按照性别、年龄、民族、宿舍等进行描述性分析。
(3)结合自己推测的因素进行统计分析并解释。

【思考题】

(1)《匹兹堡睡眠质量量表》有何优缺点?
(2)自填式问卷调查有何优缺点?
(3)本次调查的结果是否可信? 为什么?

附表：

匹兹堡睡眠质量量表

指导语：下面一些问题是关于您最近 1 个月的睡眠状况的，请填写或选出最符合

您实际情况的答案。

1.近 1 个月来，晚上上床睡觉时间通常是_____点钟。

2.近 1 个月来，从上床到入睡通常需要_____分钟。

3.近 1 个月来，通常早上_____点起床。

4.近 1 个月来，每夜通常实际睡眠_____小时。

对下列问题，请选择一个最适合您的答案。

5.近 1 个月来，您有没有因下列情况影响睡眠而烦恼？

a.入睡困难（30 分钟内不能入睡）

　　①无　　②＜1 次/周　　③1～2 次/周　　④≥3 次/周

b.夜间易醒或早醒

　　①无　　②＜1 次/周　　③1～2 次/周　　④≥3 次/周

c.夜间去厕所

　　①无　　②＜1 次/周　　③1～2 次/周　　④≥3 次/周

d.呼吸不畅

　　①无　　②＜1 次/周　　③1～2 次/周　　④≥3 次/周

e.咳嗽或鼾声高

　　①无　　②＜1 次/周　　③1～2 次/周　　④≥3 次/周

f.感觉冷

　　①无　　②＜1 次/周　　③1～2 次/周　　④≥3 次/周

g.感觉热

　　①无　　②＜1 次/周　　③1～2 次/周　　④≥3 次/周

h.做噩梦

　　①无　　②＜1 次/周　　③1～2 次/周　　④≥3 次/周

i.疼痛不适

　　①无　　②＜1 次/周　　③1～2 次/周　　④≥3 次/周

j.其他影响睡眠的事情

　　①无　　②＜1 次/周　　③1～2 次/周　　④≥3 次/周

如果有，请说明_____。

6.近 1 个月来，总的来说，您认为自己的睡眠质量

①很好　②较好　　　③较差　　　　④很差

7. 近 1 个月来,您用催眠药物的情况

①无　　　②＜1 次/周　　③1～2 次/周　　④≥3 次/周

8. 近 1 个月来,您感到困倦的次数

①无　　　②＜1 次/周　　③1～2 次/周　　④≥3 次/周

9. 近 1 个月来,您感到做事的精力

①很好　②较好　　　③较差　　　　④很差

实验四十 案例讨论：一起学校食物中毒事件

某医院于 2018 年 7 月 3 日收治了附近某学校的 50 名患病学生，学生的主要症状为发热、腹泻、恶心、呕吐、腹痛，院方怀疑学校发生了食物中毒，遂向所在地的疾病预防控制中心汇报。当地疾病预防控制中心当即与卫生监督所联合派人到医院进行了调查处理。调查结果如下：50 名患者中，有 45 人腹泻，35 人发热，30 人恶心，24 人呕吐，20 人腹痛。发热的患者中，中高热占一定的比例。多数患者的首发症状为腹泻，少数为恶心和呕吐。绝大多数患者宣称主要在学校集体食堂吃饭，日常饮用学校的公共饮用水，45 人居住在学校宿舍，5 人走读，走读生中有 2 人只在学校吃早餐且自带饮用水上学。50 名患者中，7 月 1 日入院的有 1 人，7 月 2 日入院的有 28 人，7 月 3 日入院的有 21 人。疾病预防控制中心的工作人员进行初步流行病学调查后发现，患者在宿舍、班级、年级上没有聚集性。医院检验科报告，大部分患者的白细胞数增加。

讨论问题一：对该事件如何定性？是否是暴发？有什么初步的猜测？

通过在学校的调查，人们了解到该学校共有师生 2500 名，包括 150 名男教师与男职工，100 名女教师与女职工，1150 名男生和 1100 名女生，有 2 座教学楼、4 座宿舍楼。除去少数学生走读外，2000 余名学生在校住宿，并在学校食堂集中用餐，使用学校食堂的公用餐具。食堂每天供应早餐、中餐和晚餐三个餐次。早餐食物相对一致，中餐和晚餐的菜谱略有替换。全学校师生免费饮用来自当地某知名品牌的市售桶装饮用水，或经煮沸处理的市自来水公司供给学校的自来水。

学校食堂在 3 年前开始被一家饮食公司承包经营，目前食堂有工作人员37 人。经调查，31 名食堂工作人员没有健康证。有 2 名厨师在 2018 年 7 月 1 日发生了腹泻，但是仍带病坚持工作。食堂早餐供应包子、馒头、稀饭、炒饭、炒粉、面条、面包、蛋糕等，午餐和晚餐主要供应米饭和热菜，以及免费的粥或汤。在餐厅现场的调查发现，厨房的基本设施完善，但各个功能区划分并不清楚，存在交叉污染的可能。厨房和餐厅都缺乏防蚊蝇的门帘纱窗，所以苍蝇较多。

疾病预防控制中心的卫生工作人员同时采集了医院的住院患者和食堂工作人员的肛拭样本，并采集了食堂工作人员的手拭样本，进行了常见胃肠道致病细菌的培养，还采集了学校饮用水（桶装水和自来水）样本进行大肠杆菌培养检测。

调查至此,疾病预防控制中心和卫生监督所得到的初步结论是,这是一起胃肠炎疾病的暴发,暴发的地点在这所学校内。目前医院内并无其他类似的病例,且该校的饮用水尚未发现有什么问题,初步判定食堂食物污染疑似这起食源性疾病暴发的原因。

现在已经要求学校食堂立即停止食物供应,封存和销毁了午餐未出售完的成品、半成品和部分调味品。同时要求校方和相关医院注意以后发生的相似病例的情况,并要求随时上报。

讨论问题二:请对采取的控制措施进行评价。

7月4日上午8点,医院报告3日夜间又有该校的学生因病前来就诊,并有部分患者转到市内其他医院住院。另有本市其他两家医院也报告了有该校学生因病住院或转院。从学校报来的发病学生人数已超过100人,并报告在学校内不断发现有未就诊的新病例。疾病预防控制中心和卫生监督所将情况汇总后分别向省疾病预防控制中心和省卫生监督所进行了上报,省疾控中心和卫生监督所立即派出专业人员赶赴现场协助当地进行调查和处理。

对医院住院患者的调查显示:截至7月4日12时,已发现病例180例,首例病例出现在6月29日,6月30日和7月1日各有2例病例发生,病例的发病日期主要集中在7月2日和7月3日两天,分别发病73例和102例。就该校师生而言,总体患病率为7.2%,其中男生120名,女生60名。患者在宿舍、年级、班级上没有聚集性。

在医院进行调查的过程中发现,1位该校教师的孩子也因相似的症状入院治疗,经询问,发现该患者除7月2日食用过其父从学校食堂购回的一块蛋糕外,就没有食用其他与学校食堂有关的食物了。因此,流调人员初步判断:蛋糕疑似引起此次食源性疾病暴发的危险因素之一。

讨论问题三:根据以上调查结果,请提出病因假说,并决定验证方法。

省疾病预防控制中心和卫生监督所的专家在了解了以上调查结果后,决定对食堂工作人员,特别是从事蛋糕加工生产的人员再次进行调查,以进一步了解厨房工作的一些基本情况,特别是蛋糕的生产过程等。具体工作包括观察7月4日采取控制措施后有无新发病例出现;加强对患者的个案调查工作,了解发病前的详细进餐情况;将患者的发病时间分布以更小的时间间隔来描述;由于没有采集到剩余食品进行全面的细菌培养和分离,为了进一步明确病因,选择了部分未发病的学生作为对照组进行调查;同时,由于在医院临床报告的患者中出现了个别发热、头痛、头昏的病例,因此决定为本次疾病的暴发下一个病例定义,以便进一步筛检患者。

讨论问题四:对本次暴发的病例定义。

在对厨房工作人员的再次调查中发现,除 10 位来自该饮食管理公司外,其余都是最近招聘的新职工,且这些新职工中大部分没有健康证。厨房的运行存在较多卫生问题,如蔬菜清洗不干净、不彻底,厨房面积小且生熟不易分开保存,厨房职工没有统一的工装,做好的饭菜放置位置较低且无防蝇防尘设备,而食堂和餐厅里苍蝇较多,等等。同时发现食堂厨工中有 2 名厨师在 2018 年 7 月 1 日发生了腹泻和发热,其自以为胃肠型感冒,服药后好转。7 月 2 日 6 名厨工出现了腹泻症状,其中 4 人有发热,这些人自行服药缓解后继续上班。据说 7 月 3 日,食堂经理曾要求部分生病员工停止上班。在调查中发现,食堂工作人员中有 2 人手上有明显的伤口,据说是 6 月 29 日受的伤。

在对蛋糕、面包、包子和馒头的制作者进行询问后了解到,6 月 30 日深夜至 7 月 1 日凌晨时生产了 500 块蛋糕和 300 块面包,蛋糕于 7 月 1 日至 3 日早餐都有销售,面包在 7 月 1 日至 2 日两天就销售完,7 月 3 日凌晨又生产了 100 块面包,并在当天早晨销售完。蛋糕和面包在制作好后都是放置在无防蝇防尘设备的货架上销售。在生产蛋糕的过程中,烘烤好的蛋糕表面要涂抹一层沙拉油,然后切块待售,这些沙拉油是由食堂的面点师在 6 月 30 日深夜时自己制作的,用料有生鸡蛋、油、醋、糖和 40 ℃左右的热水,将所有原料放在一起充分搅拌而成,在搅拌的过程中是不加热的,直接使用的生鸡蛋也没有经过清洗和加热处理。面包在烘烤后不添加或涂抹任何东西,但和蛋糕储存在一起。

从医院反馈回来的情况看,入院患者的最后发病时间目前为 7 月 14 日凌晨,之后尚未有新病例出现,疫情有被控制的迹象。

讨论问题五:根据以上调查结果,可否提出可疑的污染食物和来源? 鉴于所有的食物已销售或处理完,无法采样,该如何来验证?

7 月 3 日所采集的部分患者和厨房工作人员的肛拭标本共 50 份,有 10 份在沙门氏菌/志贺氏菌琼脂培养基上发现有可疑的菌落,将可疑菌落同沙门氏菌标准血清混合,个别出现不明显的凝集现象,但凝集现象出现的时间为 2 min 左右,晚于鉴定为阳性标准的 1 min。医院报告,在 7 名患者的粪便中,有 5 份培养出了金黄色葡萄球菌。

从医院回来的调查人员报告,7 月 4 日晚收治的病例的发病时间在 7 月 4 日以前,只有 2 例以发热、头痛、头昏为临床表现(无腹泻、腹痛、恶心和呕吐)的患者分别发病于 7 月 4 日上午 11 时和下午 16 时。经判定,认为这 2 例患者不符合病例定义的标准,不能诊断为本次暴发的病例。根据部分有明确发病时间的病例所得出的发病时间分布如图 1 所示。

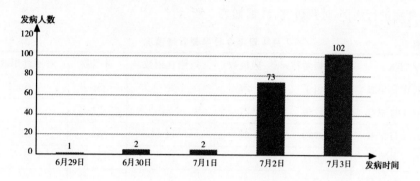

图 1　7 月 4 日前患者的发病时间分布情况

讨论问题六:描述图 1,对你有什么提示?

疾病预防控制中心的卫生工作人员在 7 月 5 日下午及 7 月 6 日上午调查宿舍时,选择患者所在宿舍的健康学生作为对照,用与患者一样的《食物中毒事故个案调查登记表》(见后面的附表)调查了 7 月 1 日至 3 日这 3 天的饮食情况。

到 7 月 6 日,经医院和学校报告,没有新的符合病例定义的病例住院或发生,至此该食源性疾病的疫情得到了控制。通过几天的病例-对照调查,共收集了 92 例病例和 100 例对照的调查结果。对病例和对照 7 月 1 日至 3 日是否在学校食堂就餐进行统计,结果如表 1 所示。

表 1　　　　　　　　7 月 1 日至 3 日就餐地点情况

餐次	病例数	病例就餐数	对照数	对照就餐数
7 月 1 日早餐	61	44	84	36
7 月 1 日午餐	58	37	82	66
7 月 1 日晚餐	59	40	79	54
7 月 2 日早餐	82	74	98	54
7 月 2 日午餐	79	61	93	72
7 月 2 日晚餐	67	49	87	68
7 月 3 日早餐	44	34	83	40
7 月 3 日午餐	28	17	64	43
7 月 3 日晚餐	18	6	56	37

讨论问题七:根据流行病学和统计学知识,如何分析表1?

初步判定7月1日至3日早餐在学校食堂就餐为暴露因素,继续对早餐的各种食物进行病例-对照研究,数据如表2所示。

表2   7月1日至3日早餐食物情况

餐次	食物名称	病例数	病例食用数	对照数	对照食用数
7月1日早餐	包子	27	2	31	6
7月1日早餐	炒饭	27	5	31	3
7月1日早餐	炒粉	27	14	31	22
7月1日早餐	蛋糕	27	10	31	2
7月1日早餐	馒头	27	5	31	3
7月1日早餐	面包	27	6	31	3
7月1日早餐	面条	27	1	31	3
7月1日早餐	粥	27	21	31	15
7月2日早餐	包子	69	8	53	6
7月2日早餐	炒饭	69	12	53	6
7月2日早餐	炒粉	69	26	53	43
7月2日早餐	蛋糕	69	28	53	4
7月2日早餐	馒头	69	7	53	9
7月2日早餐	面包	69	29	53	4
7月2日早餐	面条	69	10	53	7
7月2日早餐	粥	69	46	53	23
7月3日早餐	包子	34	2	39	3
7月3日早餐	炒饭	34	3	39	4
7月3日早餐	炒粉	34	20	39	27
7月3日早餐	蛋糕	34	20	39	0
7月3日早餐	馒头	34	5	39	6
7月3日早餐	面包	34	9	39	4
7月3日早餐	面条	34	3	39	8
7月3日早餐	粥	34	24	39	17

讨论问题八：根据流行病学和统计学知识，如何分析上表？

最终共采集了患者和厨房工作人员的粪便标本 24 份、肛拭样本 117 份，其中检出沙门氏菌阳性的分别为 4 份粪便样本和 55 份肛拭样本，并在采集的 10 份食堂工作人员的手拭标本中检出了 1 份沙门氏菌阳性样本。学校饮用水、食堂砧板涂抹样、食品采样等采集的样本中均未检出沙门氏菌、金黄色葡萄球菌和致病性大肠杆菌。医院报告的检出金黄色葡萄球菌的结果最后经鉴定予以否定。

讨论问题九：实验室微生物检验结果与现场流行病学调查的结果是否相符？

讨论问题十：请对该事件进行总结，并向有关部门提出建议。

附:食物中毒事故个案调查登记表

被调查人姓名＿＿＿＿＿＿＿＿　性别＿＿＿＿＿＿　年龄＿＿＿＿＿＿

家庭住址＿＿＿＿＿＿＿＿＿　家庭电话＿＿＿＿＿

工作单位＿＿＿＿＿＿＿＿　单位地址＿＿＿＿＿＿＿　单位电话＿＿＿＿

调查地点＿＿＿＿＿＿＿＿＿＿＿＿＿调查时间＿＿＿年＿＿月＿＿日＿＿时

发病时间＿＿月＿＿日＿＿＿时

主要体征:(在横线上打√或填写具体描述,空余项打×)

发热＿＿＿℃　　　　恶心＿＿＿　　　呕吐＿＿＿次/天

腹痛＿＿＿　　　头痛＿＿＿　　　头晕＿＿＿　　　　持续时间＿＿＿＿

若有腹痛,部位在:上腹部＿＿＿　脐周＿＿＿　下腹部＿＿＿　其他＿＿＿

腹痛性质:绞痛＿＿＿　　阵痛＿＿＿　　隐痛＿＿＿　　其他＿＿＿＿

腹泻物性质:洗肉水样＿＿＿　米泔水样＿＿＿　糊状＿＿＿　其他＿＿＿

其他症状:脱水＿＿＿　抽搐＿＿＿　青紫＿＿＿　呼吸困难＿＿＿　昏迷＿＿＿

治疗情况:1)治疗单位:＿＿＿＿＿＿＿＿＿＿＿＿＿＿＿＿＿

　　　　　临床诊断:＿＿＿＿＿＿＿＿＿＿＿＿＿＿＿＿＿

用药情况(药物名称及剂量):＿＿＿＿＿＿＿＿＿＿＿＿＿＿＿

　　　　2)自行服药(药物名称及剂量):＿＿＿＿＿＿＿＿＿＿

　　　　3)未治疗

发病前72小时内摄入的食品调查(自发病时间向前推溯72小时)

进食情况	当天（　月　日）			昨天（　月　日）			前天（　月　日）		
	早餐	中餐	晚餐	早餐	中餐	晚餐	早餐	中餐	晚餐
食物名称及数量									
时间									
场所									

续表

其他可疑食品：	进食时间：	进食场所：	进食数量：

临床及实验室检验结果（没有进行临床或实验室检验的可以不填）

样品名称及检验项目	检验结果	意义（有、无、可取）

若实验室检验结果有意义，可疑致病因素为：

被调查人签名： 　　　调查人（2人）签名：

调查时间： 　　年　　月　　日

主要参考文献

[1] 王陇德. 现场流行病学案例与分析[M]. 北京：人民卫生出版社,2006.

[2] 邵丽华,崔晞,刘娜. 卫生学实验教程[M]. 济南：山东大学出版社,2009.

[3] 张爱华,张华. 公共卫生与预防医学实验教程[M]. 北京：科学出版社,2012.

[4] 朱启星. 卫生学[M]. 北京：人民卫生出版社,2013.

[5] 刘云儒. 预防医学实验教程[M]. 杭州：浙江大学出版社,2013.

[6] 孔浩. 预防医学实验教程[M]. 华中科技大学出版社,2013.

[7] 沈红兵. 流行病学[M]. 北京：人民卫生出版社,2013.

[8] 乌建平. 预防医学实验教程[M]. 北京：科学出版社,2015.

[9] 王春平,张利平. 预防医学实验教程[M]. 北京：科学出版社,2015.

[10] 孙贵范. 预防医学[M]. 北京：人民卫生出版社,2015.

[11] 高玉敏. 预防医学实验教程[M]. 北京：北京大学医学出版社,2016.

[12] 周建伟. 预防医学综合实验教程[M]. 北京：人民卫生出版社,2016.

[13] 凌文华. 预防医学[M]. 北京：人民卫生出版社,2017.

[14] 杨克敌. 环境卫生学[M]. 北京：人民卫生出版社,2017.

[15] 邬堂春. 职业卫生与职业医学[M]. 北京：人民卫生出版社,2017.

[16] 孙长颢. 营养与食品卫生学[M]. 北京：人民卫生出版社,2017.

[17] 詹思延. 流行病学[M]. 北京：人民卫生出版社,2017.

[18] 李晓松. 卫生统计学[M]. 北京：人民卫生出版社,2017.

[19] 李栋,纪龙,张乐. 预防医学[M]. 济南：山东大学出版社,2018.

责任编辑 李昭辉
封面设计 张 荔

ISBN 978-7-5607-6104-6

9 787560 761046 >

定价: 32.00元